Anja Vollhardt

FLAMENCO

Anja Vollhardt

FLAMENCO

Kunst zwischen gestern und morgen

mit Fotos von Elke Stolzenberg

Weingarten

Für die Abdruckgenehmigung der Gedichte von Federico
Garcia Lorca danken wir dem Insel Verlag, Frankfurt/Main.
Federico Garcia Lorca „Lampen aus Kristall" und „Halb
Italiener" aus: Dichtung vom Cante Jondo. Aus dem Spani-
schen von Enrique Beck.
© Insel Verlag Frankfurt am Main 1956.

Die Deutsche Bibliothek – CIP-Einheitsaufnahme

Flamenco : Kunst zwischen gestern und morgen / Anja
Vollhardt. Mit Fotos von Elke Stolzenberg. – 2. Aufl. –
Weingarten : Weingarten, 1996
ISBN 3-8170-4006-7
NE: Vollhardt, Anja; Stolzenberg, Elke

© 1988, 1996 by Kunstverlag Weingarten GmbH,
Weingarten
Layout: Achim Köppel, Sigmaringen
Satz: Riedmayer GmbH, Weingarten
Reproduktion: repro-team gmbh, Weingarten
Gesamtherstellung: Gerstmayer Offsetdruck, Weingarten
Printed in Germany
ISBN 3-8170-4006-7

Inhaltsverzeichnis

Ursprünge und Entwicklung

„Wenn ich singe,
schmeckt mir der Mund nach Blut"
(Tía Anica la Piriñaca)

Ende des 15. Jahrhunderts kamen die Gitanos (Zigeuner) nach Spanien, nach Andalusien. Ihre lange Reise hatte sie von Indien und Pakistan über Ägypten und andere arabische Länder sowie über den Balkan nach Europa geführt. Sie brachten eine Vielfalt an indischen, arabischen und anderen Musik- und Tanzformen mit, die dann mit der in Andalusien bestehenden Musik, die ja auch stark maurische und hebräische Elemente enthält, diese einzigartige Verbindung eingingen, die unter dem Namen Flamenco bekannt ist.

Der Flamenco entstand jedoch nicht in einer fröhlichen Gemeinschaft von Andalusiern und Gitanos; im Gegenteil: die Gitanos wurden in Andalusien wie im übrigen Spanien und Europa nach einer kurzen Phase der Toleranz verfolgt, verbannt und von Todesstrafe bedroht. Ebenso wie Juden und Mauren drohte ihnen die Inquisition, wollten sie sich nicht taufen lassen und all ihre Sitten und Traditionen ablegen, um sich den Payos (Nicht-Zigeuner) anzupassen. Diesen drei Minderheiten blieb nichts als sich zu verstekken, im Abseits von der spanischen Gesellschaft zu leben und heimlich ihre Religionen oder Traditionen zu pflegen. Vielfach flüchteten sie in die Berge, wo sie unter elenden Bedingungen von Schmuggel und gelegentlichen Diebstählen lebten. Der einzige Kontakt mit der Außenwelt bestand mit den Allerärmsten der andalusischen Bevölkerung, mit denen sie ein trauriges Schicksal teilten. Diejenigen, die nicht ins Gebirge flüchteten, mußten ihr Nomadendasein aufgeben und sich in ghettoartigen Siedlungen, den „gitanerías" (wie es auch „juderías" gab), niederlassen. Diese befanden sich meist in nächster Nähe zu den Siedlungen der Armen Andalusiens — durch Großgrundbesitz (ca. 2 % der Bevölkerung besaßen 90 % der Fläche) bildeten diese den Hauptanteil der Bevölkerung (dies hat sich bis heute nicht sehr geändert).

Hier, in den berühmten Stadtvierteln Triana (Sevilla), Santiago (Jerez) und San Fernando (Cádiz), entstand der eigenartige und stolze Flamenco.

Die ständige Verfolgung der Zigeuner und die Intoleranz der Payos ihnen gegenüber bewirkten, daß ein profundes Mißtrauen jedem Nichtzigeuner gegenüber entwickelt wurde. Dies findet auch in den (ungeschriebenen) Gesetzen der Gitanos Ausdruck:

— mische Dich nie mit den Payos, außer, um ihnen Lügen zu erzählen oder sie zu bestehlen
— sei Deinem Ehemann treu
— halte Dein Wort
— bezahle Deine Schulden,

wobei sich die letzten drei nur auf das Zusammenleben untereinander beziehen, nie jedoch auf einen Payo. Nun gibt es sicher viele, die darin ebenfalls einen Rassismus sehen, aber ist es nicht vollkommen logisch und einleuchtend, wenn ein jahrhundertelang verfolgtes, bedrohtes und mißhandeltes Volk sich nicht mit seinem Verfolger mischen will und diesem grundsätzlich mit Mißtrauen begegnet? Und was ist der Raub eines Stückes Brot oder eines Huhnes oder von etwas Wäsche im Vergleich zur Ausrottung von Tausenden?

In völliger Abgeschlossenheit von der spanischen Bevölkerung, bis auf die Kontakte zu den Armen Andalusiens, mit denen sie Not und Verzweiflung teilten, entwickelten die Gitanos ihre Musik weiter, die tiefster Ausdruck der Verzweiflung und des Hungers war.

Natürlich wäre trotz der Abgeschlossenheit der Gitanos eine Entwicklung des Flamenco ohne die Einflüsse der andalusischen Musik nicht möglich gewesen, was schon daraus hervorgeht, daß es den Flamenco ausschließlich in Andalusien gibt, während die Zigeuner in ganz Europa verteilt leben und z.B. auf dem Balkan eine völlig andere Musik entwickelt haben (die allerdings in manchen Bereichen auch Ähnlichkeiten aufweist). Grob kann man die Musik Andalusiens in Folklore und Flamenco einteilen, wobei die Folklore eher den Payos, der Flamenco eher den Gitanos zuzuordnen ist. Hierbei sind allerdings, vor allem in neuerer Zeit, die Grenzen fließend.

Mitte des letzten Jahrhunderts begann die „weiße" Bevölkerung Andalusiens, sich für den Flamenco zu interessieren. Die „señoritos" (Söhne reicher Gutsbesitzer) luden zu privaten „juergas" (Flamencodarbietungen in kleinem Kreis von Künstlern und „aficionados") und ließen sich dies einiges kosten — erstmals wurden Flamencokünstler bezahlt für das, was sie bisher nur unter sich und ohne Publikum im Sinne passiver Zuschauer gesungen, gespielt oder getanzt hatten. Der Flamenco diente nie der Unterhaltung eines konsumierenden Publikums — er war tiefster

Ausdruck der Verzweiflung und gleichzeitig Selbst-therapie, Selbstdarstellung ohne Hemmungen. Jeder Teilnehmer einer Juerga nahm teil im wahrsten Sinne des Wortes: sei es durch Tanz, Spiel oder Gesang oder nur „palmas" (rhythmisches Händeklatschen), ein gekonntes „jaleo" (zustimmende und anfeuernde Zurufe) oder wahres Zuhören. Grundvoraussetzung hierfür war ein kleiner Kreis von Leuten, die unter ähnlichen Bedingungen lebten, sich sehr gut kannten (meist untereinander verwandt waren) und eine tiefe und intuitive Kenntnis ihrer Kunst, die einen rituellen Charakter hatte, besaßen. Nur in dieser Atmosphäre konnte und kann sich der wahre Geist des Flamenco entfalten und der vielzitierte „duende" zum Ausdruck kommen (der Moment der Wahrheit, der Ek-stase, in dem „junge Mädchen zu Mondsüchtigen, Greise zu Jünglingen (...) werden" *(Manuel de Falla)*, nie aber vor einem Publikum, das Amusement und Unterhaltung sucht und als Zeitvertreib eine „Flamenco-Show" ansieht; dies ist ein Widerspruch, durch den der Flamenco zu einem billigen Spektakel verkommt (später wird auf Neuerungen eingegangen, die hierzu vielleicht eine Ausnahme bilden).

Mit dem Interesse der Payos für den Flamenco begann eine zum Teil verhängnisvolle, zum Teil interessante Entwicklung. Der Flamenco wurde aus seiner natürlichen Umgebung gerissen und damit seiner ursprünglichen Bedeutung, dem unmittelbaren und immer solistischen Ausdruck gemeinsamer Not, aber auch anderer Gefühle, wie Liebe oder Freude, im Kreise der Familie und enger Freunde, beraubt. Statt dessen diente er nun, auf der Bühne des „café cantante", in das er vor allem durch Initiative des Payo-cantaors *Silverio Franconetti* gebracht wurde, in den schlimmsten Fällen der frivolen Unterhal-tung eines Publikums ohne ernsthaftes Interesse an dieser Kunst. Natürlich gab und gibt es auch viele Aficionados, die den Flamenco ernst nehmen – dennoch ist es nicht zu vergleichen, wenn ein „cantaor" (Sänger) vor einem Publi-kum, auf einer Bühne, seine Klage preisgibt, oder im intimen Kreis seiner Familie, für die dies nicht eine bezahlte Darbietung ist, sondern spontaner und natürli-cher Ausdruck der gemeinsamen Gefühle, Erlebnisse und Geschichte.

In den Café cantantes begann eine Verweichlichung des rauhen und dramatischen Flamenco, es wurden Zuge-ständnisse an den Publikumsgeschmack gemacht, folklori-stische Elemente wurden übernommen. Später führte *Don Antonio Chacón*, ein an und für sich sehr begabter Cantaor, die Falsett- und die Tenorstimme ein – beide völlig unge-eignet für den echten Flamenco. *Antonio Chacón* brachte den Flamenco auf die Bühnen der Theater, womit eine verhängnisvolle Entwicklung begann, eine Verkitschung, die in den schlimmsten Fällen bis zu Anleihen bei der Zarzuela und der Oper führten. Derartige Aufführungen

hießen „Opera Flamenca" und konnten an Kitsch kaum übertroffen werden. Mit der ursprünglichen Bedeutung des Flamenco hatten sie nicht mehr das Geringste zu tun.

Die Intensität des wahren Flamenco schildert eine Bege-benheit aus *Felix Grandes „Memorias del Flamenco"*:

„Während einer Juerga in Tomelloso, die schon Stunden dauerte und sich ihrem Höhepunkt, der Siguiriya, näherte, geschah folgendes: Ein alter Bauer hörte mit Ergriffenheit, vollkommen bewegungslos und mit gebeugtem Kopf, zu, ein Glas Wein in der Hand, Lippen und Hände in Span-nung. Es war eine Siguiriya voller Verzweiflung, Angst, Gewalt und Zärtlichkeit. Als der Cantaor in einen beson-ders schrecklichen, aus tiefstem Innern kommenden „quejío" (Klageschrei) ausbrach, zersplitterte das Glas in der Hand des alten Mannes, Blut und Wein ergossen sich über seinen Arm. Sänger und Anwesende erschraken, der Cantaor brach seine Klage ab, worauf der Alte nur bat, er solle weitersingen, er solle weitersingen!"

Im Moment größter Intensität zerreißen sich manchmal Zuhörer oder Sänger das Hemd oder beißen sich oder ihren Nachbarn – all dies sind Äußerungen höchster Spannung und intensivster Emotionen, wie man sie in einer Fla-menco-Show, einem Café cantante oder dem heutigen Tablao nie antreffen wird.

Wahrer Flamenco, sei es Cante (Gesang), Baile (Tanz) oder Toque (Gitarre) ist immer spontan, er ist nicht ein-studiert, denn dies würde die natürliche Inspiration des Künstlers zerstören. Er ist ein intuitives Zusammenspiel der Künstler, wobei der Cante das wichtigste Element ist, und während der Cantaor singt, die Gitarre ihm zu folgen hat, ebenso der Bailaor. Da nun aber sowohl Gitarrist als auch Tänzer ebenfalls ihre Persönlichkeit zum Ausdruck bringen wollen, stehen ihnen hierfür die Pausen zwischen den „letras" (Texte des Cante) zur Verfügung, in denen der Sänger schweigt und in sich geht. Hier kann der Gitarrist sich durch seine „falsetas" (melodiöse Solos) ausdrücken; wird getanzt, so wird der Bailaor zum „Zapateado" (eine Art „Perkussion" mit den Füßen) übergehen, wobei früher dies den Männern vorbehalten war, spätestens seit *Carmen Amaya* aber wird der Zapateado auch von Frauen ausge-übt. Während der Letras des Cante, der immer respektiert werden muß (er gilt als ältestes Element des Flamenco, erst später kamen Tanz und Gitarre hinzu), gibt es weder Zapateado noch Falsetas. Handelt es sich um getanzten Flamenco, hat die Gitarre rein begleitende Funktion, das heißt sie bleibt dem Cante und dem Baile untergeordnet. Hierbei muß bedacht werden, daß kunstvolles Begleiten hohe Anforderungen an die Intuition und Empfindsamkeit des Gitarristen stellt und durchaus gleich hoch zu bewerten ist wie die kunstvollen Falsetas eines Sologitarristen (den es im Flamenco erst seit neuerer Zeit gibt).

Die Spontaneität ist ein wesentliches Merkmal des Flamenco und der „flamencos" (Bezeichnung für Flamencokünstler und aficionados, bezieht sich auch auf einen bestimmten Lebensstil). Dies hat sicher nicht zuletzt seinen Ursprung darin, daß diese Menschen keine geplante Zukunft, keine Sicherheit kannten, daß sie ihr Leben täglich neu gestalten, das heißt den durch Armut und Verfolgung diktierten Umständen anpassen mußten. Heute gibt es zwar keine Todesstrafe, Inquisition und Verfolgung mehr – der improvisierte Lebensstil und die Spontaneität jedoch sind Merkmale vieler Gitanos und auch Andalusier geblieben.

Kommt man als Deutscher, überhaupt als Mitteleuropäer oder Skandinavier, nach Andalusien oder auch nach Madrid in die Flamencowelt, wird man bald feststellen, daß es unmöglich ist, langfristige Pläne zu machen. Man kann sie zwar machen, aber es kommt ohnehin alles anders; die Spontaneität und das Nichtvorhersehbare sind charakteristisch für Andalusier und insbesondere für die Gitanos. Durch sich täglich ändernde Gegebenheiten wurde es ihnen unmöglich gemacht, in Ruhe den Ablauf des nächsten Tages oder der nächsten Wochen, Monate oder Jahre zu planen. Ruhe und Sicherheit, ein Sparbuch, eine Rentenversicherung oder einen Bausparvertrag, wie wir sie kennen, waren und sind teilweise noch heute Fremdwörter in Andalusien, vor allem jedoch für die Zigeuner. Situationen werden eher emotional und intuitiv erfaßt als rational, worin ein weiterer gravierender Unterschied zum Mittel- und Nordeuropäer besteht. Dies zeigt sich häufig, wenn ein Nichtandalusier und Nichtzigeuner Flamencostunden nehmen will: Er erwartet einen pädagogisch aufgebauten, analysierenden Unterricht und wird erst mit der Zeit merken, daß dies zum Flamenco im Widerspruch steht (manche merken es nie).

Der Flamenco ist tief verknüpft mit dieser spontanen und eher improvisierten Lebensweise. Man darf sich keinesfalls Menschen vorstellen, die ständig dramatisch, ernst und verzweifelt sind – man könnte fast sagen, das Gegenteil ist der Fall. Dramatisch, ernst und verzweifelt ist ihr Cante, sie selbst lieben durchaus den Witz, das Lachen, vor allem aber lieben sie den Augenblick, in vollen Zügen wird das genossen, was der Moment bringt – die Zukunft, auch die näherliegende, spielt eine untergeordnete Rolle, an sie wird gedacht, wenn sie da ist. Dies bringt natürlich auch seine negativen Seiten mit sich, aufgrund einer gewissen „Unzuverlässigkeit" sind die Flamencos bei vielen Veranstaltern eher unbeliebt und werden nur ungern kontraktiert.

Die Lebensweise, die Gesellschaftsstruktur und der Verhaltenskodex sind mit denen unserer modernen westlichen Zivilisation nicht zu vergleichen. Ein sehr häufiges Problem unserer Gesellschaft, die Vereinzelung, die Einsamkeit – negative Konsequenz von übertriebenem Individualismus – ist nahezu unbekannt bei den Gitanos und Andalusiern. Liebe und Zusammenhalt innerhalb der Familie verhindern die Möglichkeit der Vereinsamung eines Menschen. Die Familie ist ihre Waffe gegen Armut und Abgeschlossenheit von den „anderen". Egoismus innerhalb der Familie ist ein Vergehen. Hierzu fällt mir eine Anekdote ein, die mir ein Gitano erzählt hat: In der Familie seines Vaters gab es 16 Kinder und wenig zu essen. Eines Tages kam sein Großvater mit vier morcillas (eine Art Blutwurst) nach Hause, ein Bruder seines Vaters sagte, er hätte Lust, zwei dieser morcillas auf einmal zu verzehren, worauf sein Vater ihn gewähren ließ. Nachdem er die Würste verspeist hatte und sich die übrigen 15 die restlichen zwei teilen mußten, gab es eine ungeheure Tracht Prügel und die Belehrung, niemals zu vergessen, mit den Geschwistern zu teilen.

Liebe und Zusammenhalt innerhalb der Familie sind ungeheuer stark, und eine Beleidigung der Vorfahren ist eines der schlimmsten Vergehen. Die in unserer Gesellschaft problematischen Generationskonflikte sind nahezu unbekannt: Die Eltern werden geehrt und geachtet, vor allem aber geliebt, unabhängig vom Alter. Ein Gitano würde nie seine Mutter oder seinen Vater anschreien, und er würde seine Eltern auch in der größten finanziellen Not nie in ein Altersheim schicken, dies ist in den Augen der Gitanos eine der größten Grausamkeiten. Wird ein Mitglied der Familie oder des Clans, der als Familie im weiteren Sinne betrachtet wird, krank und muß zum Arzt oder ins Krankenhaus, so gehen grundsätzlich alle mit (natürlich nicht immer zur Freude des Arztes, je nach Anzahl der Familienmitglieder). Extrem stark ausgeprägt ist die Mutterliebe (die der Mutter zum Kind und umgekehrt), dies zeigt sich auch in der sehr langen Stillzeit, die bis zu 4 Jahren dauern kann und nicht nur aus der Not heraus geboren wurde – sie ist auch äußeres Zeichen der starken Bindung zwischen Mutter und Kind, die ein Leben andauert.

Nur in der starken und engen Struktur der Familie und aufgrund der Abgeschlossenheit von der Außenwelt konnten sich Traditionen und Identität über Jahrhunderte bewahren. Unter anderen Bedingungen wäre der Flamenco sicher längst verlorengegangen oder gar nicht erst geboren worden.

Der Flamenco hat, wie bereits gesagt, seinen Weg aus dem engen Kreis der gitano-andalusischen Familie heraus angetreten, er ist auf die Bühnen von Theatern, Café cantantes und Tablaos gebracht worden, er ist im Kino zu sehen – in New York, Tokio, Zürich, Paris, Berlin – und wird mit großer Begeisterung aufgenommen. Woher kommt diese Begeisterung, und wohin wird sie führen? Wird der Flamenco zu einem internationalen Phänomen, ähnlich wie es mit Blues und Jazz geschehen ist? Vieles spricht dafür. Schon gibt es viele Flamenco-Gitarristen, die eine Verbindung mit dem Jazz eingehen *(Paco de Lucia, Gerardo Nuñez)* oder mit der klassischen Musik *(Manolo Sanlúcar)*, die Noten lesen können und musikalisch sowie technisch über ein breiteres Spektrum verfügen als ihre Vorgänger. Auch der Tanz hat sich ungeheuer entwickelt und bereichert an technischer Vielfalt; heutige Flamencotänzer haben vielfach auch eine klassische Ausbildung. Nur der Cante scheint sich am wenigsten leicht von seiner ursprünglichen, primitiven Form zu lösen, wenige Cantaores erneuern ihn (einer der wenigen ist *Camarón de la Isla*, ein anderer *Enrique Morente)*, der rauhe und eigenwillige Cante ist das stärkste und älteste Element des Flamenco und aufgrund seiner Eigenart am schwierigsten zu „internationalisieren". Schon lange gibt es international bekannte Flamencotänzer und -gitarristen, die es zum Teil zu großem Ruhm gebracht haben *(Carmen Amaya, Paco de Lucia*, um nur zwei berühmte Beispiele zu nennen), die Cantaores hingegen finden auch in Spanien, von Andalusien abgesehen, ihre Anhänger fast ausschließlich unter den Eingeweihten, den „aficionados". Auch haben Tanz und Gitarre Größen hervorgebracht, die keine Gitanos sind – fast alle guten Cantaores jedoch sind auch heute noch Gitanos. Der Cante ist das für Uneingeweihte am schwierigsten zu verstehende Element. Daher wurde er in der Epoche der Café cantantes (ca. 1860 bis 1910) auch nach und nach verweichlicht, bis er zum Teil in der nachfolgenden Epoche des „operismo" bis zur Lächerlichkeit mit Zarzuela, Oper und Operette vermischt wurde. Tenor- und Falsettstimme wurde eingeführt, womit der Cante seine unmittelbare, messerscharfe Ausdruckskraft, die „verwundet wie ein Ätzbrand" (García Lorca), vollkommen verlor. Diese Phase, „operismo" genannt, folgte der Epoche der Café cantantes, auch als „edad de oro" bekannt, und begann ca. 1910. Der Niedergang des wahren Flamencos, der bis zu Beginn der „edad de oro" in den Zigeunervierteln, in Tavernen, Schmieden und Behausungen geschaffen und fast als Ritus ausgeübt wurde, begann bereits Ende des letzten Jahrhunderts mit den ersten Café cantantes. Diese Dekadenz ist bis heute zu verfolgen und nicht aufzuhalten. Der Flamenco, wie ihn die Zigeuner unter sich ausübten, ist nicht geschaffen für ein breites Publikum. Zwangsweise wurde er im Laufe seiner Popularisierung verändert, zum Teil schwer entstellt, zum Teil aber auch bereichert. Für einen Puristen ist er, so wie er heute dargeboten wird, auf keinen Fall zu akzeptieren – diesem Puristen sei nur gesagt, daß er den ganz ursprünglichen Flamenco kaum mehr antreffen wird und daß er die Zeit nicht zurückdrehen kann. Auch ich betraure dies, bin aber gleichzeitig froh, daß es den Flamenco heute noch gibt, und zwar in dieser ungeheueren Vielfalt, die neben sehr viel billigem Spektakel durchaus qualitativ Hochstehendes bietet.

Mitten in der Epoche des Operismo, 1922, veranstalteten *García Lorca* und *Manuel de Falla* den ersten „Concurso del Cante Jondo" in Granada. Die Reinheit und Authentizität des Cante Jondo sollten wiederbelebt und einer allgemeinen Flamenco-Feindlichkeit unter den Intellektuellen entgegengetreten werden. Diese negative Einstellung dem Flamenco gegenüber beruhte auf der Trivialisierung dieser Kunst und auf der Tatsache, daß nur die Allerwenigsten jemals eine Flamenco-Darbietung von wirklicher Güte erlebt hatten. Hierin besteht eine Parallele zur heutigen Zeit, in der ebenfalls viele „die Nase rümpfen", wenn von Flamenco die Rede ist – mit Sicherheit, weil sie nur billige Tablao-Shows und Touristenspektakel gesehen haben und sich eine andere Vorstellung nicht machen können.

In diesem Wettbewerb sollte dem Operismo mit seiner Orchesterbegleitung, seinen Falsettstimmen und dem völligen Verschwinden des „duende" (zu vergleichen mit dem arabischen „tarab" – Augenblick geheimnisvoller Inspiration, eine Art Ekstase, ein Rauschzustand, in dem die ganze tiefe und wahre Seele des Cante Jondo zu Tage tritt) entgegengetreten werden. Es gibt glücklicherweise immer wieder Bestrebungen dieser Art, seien es Veranstaltungen, Radio- oder Fernsehsendungen oder Plattenaufnahmen durch Schallplattenfirmen, die außer Geld auch Kunst lieben.

In der heutigen Zeit erlebt der Flamenco wieder einen Aufschwung, mit sehr hohem Interesse auch aus dem Ausland, mit ungeheurer Vielfalt an Stilen, neuen Kreationen, wie beispielsweise Theaterstücke mit Flamencomusik und/oder -tanz (Cuadra de Sevilla, Teatro Gitano-andaluz de Mario Maya und viele vorübergehend zusammengestellte Ensembles) als theatralem Medium. Es werden neben der Gitarre, die als Begleitinstrument zwar weiterhin die Hauptrolle spielt, andere Instrumente übernommen, so die „caja", ein ursprünglich aus Kuba stammendes Perkussionsinstrument, sehr gut geeignet als rhythmische Ergänzung zu Palmas und Zapateado; weiterhin werden vielfach Querflöte, Kontrabaß, Cello, Violine verwendet, oder auch die arabische, der Gitarre verwandte Laute. Neben den vielen Neuerungen gibt es nach wie vor Cantaores und Bailaores, die sich auf den traditionellen Flamenco mit der Gitarre als Begleitinstrument beschränken.

Antonio Mairena, Cantaor und Forscher (einer der wenigen Gitanos, die sich mit der Flamencologie befaßten), versuchte vor allem, die Reinheit der einzelnen Cantes zu bewahren und alte, fast vergessene Cantes neu zu entdecken. 1962 erhielt er den „Llave de Oro del Cante". *Antonio Mairena* soll einmal gesagt haben: „Der Cante ist gemacht", worauf *Manolo Caracol*, ein anderer hervorragender Sänger der vergangenen Epoche, erwiderte: „Der Cante wird nicht gemacht, man macht Stühle, Schränke – der Cante wird geschaffen. Und wer Flamenco ist, bleibt

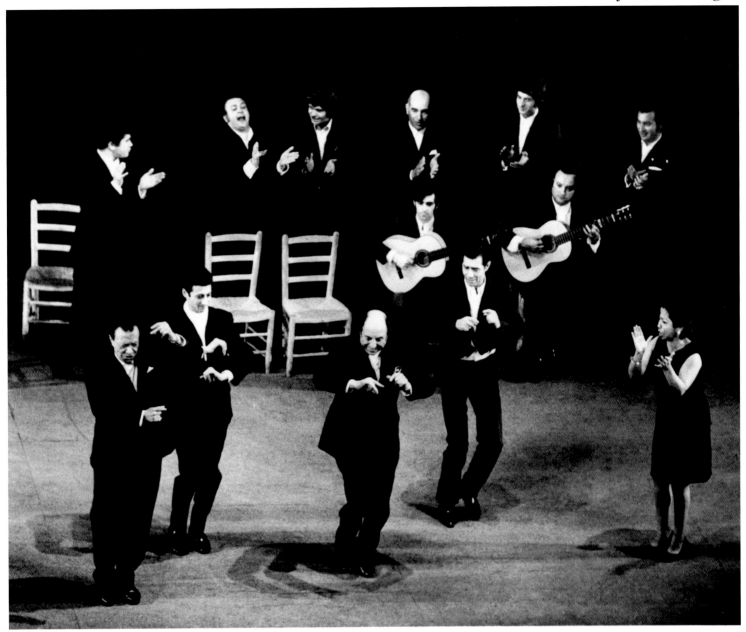

es, auch wenn er Posaune oder Violine spielt." *Manolo Caracol* wußte nicht, als er dies sagte, daß ein paar Jahre später tatsächlich die Violine und andere Instrumente in den Flamenco integriert werden würden. Seine Neuerung waren Piano und Orgel sowie Orchesterarrangements, die allerdings zuweilen ins Kitschige abrutschten. Abgesehen von gelegentlichen „Patzern" war *Manolo Caracol* einer der großen Cantaores der letzten Jahrzehnte. Dasselbe gilt für *Antonio Mairena*, einen der Sänger, der am meisten Cantes kannte und sie alle singen konnte (Cantaor „largo").

Der Standpunkt von *Caracol* erscheint mir einleuchtender, da sich eine Kunstform nicht konservieren läßt. Wird dies dennoch versucht, nimmt sie musealen Charakter an, mumifiziert wie Alt-Griechisch und Latein – interessant nur für einige Forscher, aber nicht für ein breites Publikum. Ebenso wie Sprache, Geschmack, Mode befindet sich

auch die Kunst in ständiger Wandlung, diktiert von geheimnisvollen Zusammenhängen, die ich als „Zeitgeist" bezeichnen möchte. Und dieser Zeitgeist bewirkte ebenfalls Veränderungen im Flamenco. Spanien ist kein rückständiges Agrarland mehr, sondern ein fortschrittliches Land mit allen Licht- und Schattenseiten der modernen Zivilisation und des Stadtlebens. Für *Donn E. Pohren* hat dies ausschließlich negative Auswirkungen auf den Flamenco: „Die ursprüngliche Lebensweise und -philosophie der Flamencos wird unweigerlich vor dem Fortschritt zurückweichen. Materialismus, Lebensversicherungen, Grabstätten auf Ratenzahlung, steigende Anforderungen werden ihre Opfer verlangen und selbstbewußte Flamenco-Gesichter mit Zweifeln und Unsicherheit überschatten." Natürlich, der Flamenco war vor seiner Entdeckung für die Bühne direkter Ausdruck einer Lebensart, aber die Zeiten haben sich geändert und er ist zur Bühnenkunst geworden.

Auch diese aber sollte ja das Leben reflektieren, und gerade zu diesem Zweck muß ein Zusammenhang mit der heutigen Zeit hergestellt werden; dies könnte beispielsweise in den Letras geschehen, die ja zum größten Teil noch von längst vergangenen Zeiten stammen und für viele Großstädter schlicht unverständlich sind.

Und der Duende, was geschieht mit ihm? Gibt es ihn noch und was ist das eigentlich? Diese vielzitierte, geheimnisvolle Kraft des wahren Flamencokünstlers, geboren aus tiefem Unterbewußtsein, von dem die Gitanos sagen, es sei eine Art Kommunikation mit den Geistern der verstorbenen Vorfahren. Es heißt, nur wer wie ein Flamenco lebt, kann ihn haben, nur wer intensiv den Moment lebt, ohne langfristige Planung und Organisation. Es heißt auch, man müsse gelitten haben, um mit Duende tanzen, singen oder spielen zu können. Duende, das sind die „schwarzen" Töne einer Siguiriyas, die, wenn mit echter Emotion interpretiert, einem die Haare zu Berge stehen lassen, Tränen in die Augen und Schauer über den Rücken treiben. Duende ist, wenn eine magische Einheit zwischen Toque, Cante, Baile und Zuhörer entsteht. Auch ein Zuhörer kann Duende empfinden. Er ist eine Art Verschmelzen, eine Art Trancezustand, in dem sich Toque, Cante, Baile selbständig machen, das heißt direkt aus dem Unterbewußtsein hervorgebracht werden. Sänger, Tänzer oder Gitarristen werden hinterher selber überrascht sein, wenn sie ein Photo sehen oder eine Aufnahme hören.

Aber woher er kommt, ist unbekannt, es gibt nur Vermutungen – er ist eben geheimnisvoll. Das ungeregelte Leben macht's auch nicht, sonst hätte ihn *Niño Jerónimo* nicht, der regelmäßig zur Schule geht und viel übt. Ich glaube, es ist ganz einfach so, daß es Menschen gibt, die über diese Kraft und Intuition verfügen, egal welche Art Leben sie führen. Sie tragen den Duende in sich. Andere, so ungeregelt sie auch leben mögen, werden ihn nie haben.

Donn E. Pohren ist der Meinung, daß heutzutage nicht mehr viel bleibt vom Duende: „Früher wurden einfach ein paar Flaschen auf den Tisch gestellt und früher oder später zeigte sich das Phänomen. *Diego del Gastor* (Gitarrist) konnte tagelang so weitermachen, ohne zu essen, es war eindrücklich. Heute, bei wachsendem Wohlstand, suchen viele der sogenannten Flamencos Sicherheit, das Praktische; genau wie im Stierkampf gibt es eine zu große Kommerzialisierung. Obwohl viele der Professionellen die Reinheit der Formen wahren, ist heute alles zu wenig emotional, zu kopfbetont; sogar in den Juergas lassen sie sich nicht mehr von Moment und Musik mitreißen. Und ohne Duende ist der Flamenco sinnlos."

Sieht es heutzutage wirklich so schwarz aus mit dem Duende? Ich gehöre nicht zu den Glücklichen, die die vergangenen goldenen Zeiten miterlebt haben – mir geht der Cante eines *Camarón, José Mercé*, das Spiel eines *Paco de Lucía* oder *Garardo Nuñez*, der Tanz von *Carmen Cortés* oder *El Güito* sehr unter die Haut.

Kommerzialisierung ist die große Gefahr und Versuchung für die meisten Künstler. Plattenfirmen, Manager handeln vielfach nicht im Interesse der Kunst, sondern in dem der Verkaufschancen und versuchen, die Künstler zu beeinflussen. Andernfalls wären vielleicht weniger rasend schnelle Bulerías und die eine oder andere Siguiriyas mehr zu hören. Diejenigen, die keine Kompromisse an den (vermeintlichen) Publikumsgeschmack eingehen wollen, würden vielleicht mehr arbeiten. Wen trifft die Schuld? Zu einem großen Teil sicher die Medien, die einerseits den „Publikumsgeschmack" entscheidend prägen, andererseits dann wieder sagen, sie richteten sich ja nur nach demselben und „die Leute wollen es eben so."

Zusammenfassend ist zu sagen: Das Spektrum ist breit geworden (nach *Felix Grande* hat sich der Flamenco seit der Epoche der Café Cantantes wie ein Fächer geöffnet). Die ganz ursprüngliche Bedeutung als rituelle Klage einer Minderheit und als direkter Ausdruck eines Lebensgefühls ging weitgehend verloren – der Flamenco ist zur Kunstform geworden und bietet einem begabten Künstler eine ungeheuer starke Ausdrucksmöglichkeit. Dies einerseits als theatrales Mittel (gute Beispiele sind *Mario Maya* und sein Teatro Gitano Andaluz, La Cuadra de Sevilla sowie andere Ensembles), andererseits bietet er interessanten Stoff für viele Musiker (siehe Kombinationen mit dem Jazz, z.B. *Paco de Lucía*). Klar ist: Wer den ganz orthodoxen, primitiven Flamenco sucht, wird es schwer haben; wer sich damit abfindet, daß sich die Zeiten geändert haben, wird auch unter den heutigen Künstlern einen Flamenco finden, der es wert ist, gehört und gesehen zu werden.

Die wirklich unvergeßlichen Momente sind kurz und selten, heute vielleicht noch seltener als früher, wo bei jeder Gelegenheit Zeit gefunden wurde für eine Juerga und somit natürlich die Wahrscheinlichkeit größer war, daß sich etwas Außergewöhnliches ereignen würde. *La Tati* sagte mir auf die Frage hin, wie das früher mit den Juergas war und wie es heute aussieht: „Früher waren immer Gelegenheiten da. Man stellte eine Flasche Wein auf den Tisch und schon fanden alle Zeit und ließen sich auf die Juerga ein. Oft, nach einer der Fiestas der Señoritos, blieben die Künstler, nachdem die Señoritos gegangen waren, zusammen und spielten und sangen weiter unter sich. Heute hat jeder seine Sorgen oder hat irgend etwas zu erledigen, die Dinge, die das moderne Leben mit sich bringen – alles ist weniger spontan geworden. Auch gab es früher mehr Achtung der jungen Künstler vor den Älteren. Früher fanden die Cantaores zusammen, und diejenigen, die weniger Erfahrung und Wissen hatten, lauschten wissensdurstig den großen Meistern, die dies auch bei ihren Vorgängern getan hatten. Nur so können sie eine wirklich tiefe Kenntnis aller Cantes

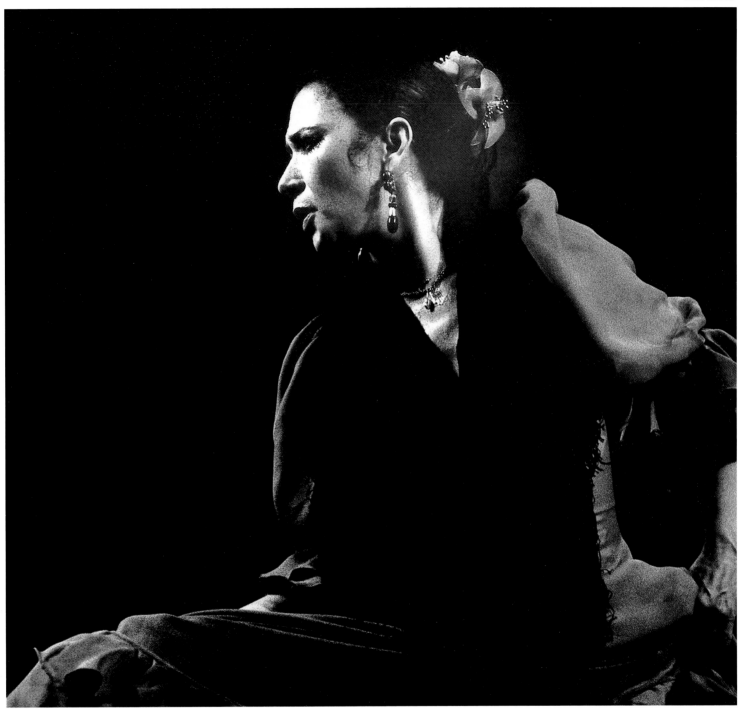

erlangen, und nur auf dieser Basis können sie Neues kreieren. Es gibt heute sehr viele junge Künstler, die gleich Größen sein wollen, ohne jedoch die dafür notwendige Basis zu haben. Sie imitieren *Camarón de la Isla*, das Idol der Jugend, oder *Paco de Lucía*, und müßten doch dabei auch den Cante eines *Juan Talega*, *Tenazas*, *Manuel Torre* oder den Toque eines *Diego del Gastor* genau kennen. Das heißt nicht, daß sie dasselbe machen sollen, aber sie müßten diese Basis auf jeden Fall versuchen zu verinnerlichen. Innovationen sind schön und gut und auch notwendig, aber sie müssen ein Fundament haben. Ein Haus wird ja auch nicht vom Dach her angefangen. Die Neuerungen

müssen langsam und vorsichtig entstehen, man kann nicht morgens aufstehen und sagen: Heute kreiere ich einen neuen Stil. Diese Dinge brauchen Zeit, Geduld und Wissen. Viele sogenannte Avantgardisten machen erzwungene Neuerungen, die nichts mehr mit dem Flamenco zu tun haben."

Ein anderes Beispiel dieser unvergeßlichen Momente hat nicht direkt mit dem Flamenco zu tun, sondern mit einer anderen alten spanischen Kunstform: dem Stierkampf. Wie auch im Flamenco, gibt es im Stierkampf Momente der Tiefe, der Emotion, der „jondura" oder des „duende". Wie auch im Flamenco ist der wahre Aficionado gewillt, viele Juergas, Bühnenauftritte, oder eben Corridas (Stierkämpfe) anzusehen, an denen vielleicht nichts passiert, immer in Erwartung dieses seltenen Augenblicks wirklicher Größe. Heutzutage gibt es zwei Toreros, deren Namen für jeden Aficionado einen besonderen Klang haben: *Curro Romero* und *Rafael de Paula*, der einzige Gitano unter den heutigen Toreros. Über diese beiden wird gesagt, sie verfügen über soviel „arte", „que no se puede aguantar" (im Flamenco und Stierkampf häufige Redewendung, die soviel bedeutet wie „daß man es kaum aushält" und nur für wirkliche Künstler verwendet wird). Dies mag nun der Interessierte hören und sich eine Eintrittskarte für eine Corrida kaufen, an der *Paula* oder *Romero* teilnehmen. Voller Erwartung wird er hingehen und in 9 von 10 Fällen enttäuscht wieder nach Hause gehen, weil absolut nichts geschehen ist. Das sollen nun die berühmtesten und besten Stierkämpfer Spaniens sein? Kaum zu glauben, zwei nicht mehr junge Herren, die offensichtlich fürchterliche Angst haben, wenn der Stier sie nur anschaut, und die zum Schluß der Corrida vom Publikum ausgepfiffen werden und sogar mit einem Regen von Sitzkissen beworfen werden, so daß sie ohne Schutzgeleit der Polizei nicht den Platz verlassen können. Und dennoch: Jede Plaza de Toros füllt sich garantiert, sind diese beiden angekündigt. An den Vorverkaufsstellen stehen die Aficionados 12 Stunden und länger Schlange (über Nacht, am Morgen öffnet der Schalter), jeder verteidigt eisern seinen Platz, um eine der heißbegehrten Eintrittskarten zu erlangen, die überdies auf dem illegalen Schwarzmarkt zu Höchstpreisen gehandelt werden. Am Montag, den 29. September 1987 wurde nun all die Geduld und das Warten der vielen Aficionados belohnt. *Rafael de Paula*, der nicht laufen kann, weil er zwei kranke Knie hat und der es normalerweise vor Angst nicht fertigbringt, auch nur einen korrekten „pase" (Figur) zu machen, geschweige denn, den Stier auf würdige Art zu töten (aus dem Publikum warf ihm einmal jemand eine Plastikflinte zu, mit dem Zuruf, er solle es doch mal damit versuchen) und den doch alle verehren, zeigte sich an diesem Montag von einer anderen Seite. Nachdem ihn sein erster Stier fast aufgespießt hatte und das Publikum schon voller Enttäuschung war, geschah das lang Erhoffte: sein zweiter Stier, ein Exemplar von enormer Größe und mit riesigen, nadelspitzen Hörnern, schien ihm zuzusagen und er zeigte eine „faena" (Kombination von pases) von unglaublicher Schönheit, Emotion und „jondura". Das Publikum (die Plaza von Madrid faßt 10.000 Personen) war aufgestanden, gebannt und schweigend sahen sie zu, etwas von wirklicher Größe geschah hier, eine starke Emotion vereinte Zuschauer und Torero. Dies war kein Stierkämpfer mehr, der einfach sein Handwerk versteht – davon gibt es viele – dies war ein Künstler. Seine Pases waren langsam, voller Ernst und, wie er selber hinterher

sagte, kamen direkt aus der Seele. Paula, der so voller Angst ist, wenn er nicht inspiriert ist, zeigte in dieser Faena einen unglaublichen Mut – obgleich es sich hier nicht eigentlich um Mut handelt, der ja das Überwinden von Angst ist. Er selbst sagt dazu: „Wenn ich wirklich in meinem Element bin mit einem Stier, ist es mir vollkommen gleichgültig, ob er mich in zwei teilt." Er selber war nach dieser Faena so bewegt, daß er einer Ohnmacht nahe war. Die Kritiken sprachen am nächsten Tag von Delirium und Ekstase, womit sie der Sache durchaus nahe kommen.

Wie im Flamenco gibt es auch im Stierkampf heute sehr viel Kommerzielles und Effekthascherei, die mit wahrer Kunst nichts zu tun haben. Wirklicher Stierkampf und wirklicher Flamenco sind verhalten, nicht laut oder schnell und effektvoll. Es sind nicht die eindrucksvollen und mutigen Pases eines *Espartáco* oder die rasend schnellen und technisch sehr schwierigen Zapateados irgendeines Tänzers, die die Kunst ausmachen, sondern die Tiefe des toreo (Art des Stierkämpfens) eines *Rafael de Paula* oder eines *Güito*, der eine Soleá tanzt, die technisch nicht von übergroßer Schwierigkeit ist, aber den nötigen Grad an Jondura hat.

Rafael de Paula ist scheu, wortkarg und extravagant (wie es auch *Manuel Torre* war und viele andere) – er benutzt zum Beispiel nie ein pink- oder gelbfarbenes „capote" (großes Tuch, das beim Stierkampf zu Beginn benutzt wird, bevor der Stier vom Picador „gestochen" wird; das Capote dient zum Kennenlernen des Stieres und seiner Art zu reagieren, sozusagen zum Einspielen. Die „muleta" hingegen ist kleiner, leichter und immer rot. Sie wird für die Faenas nach dem Setzen der Banderillas benutzt, und auch beim Todesstoß ist sie notwendig). *Rafael de Paula* ist der einzige Stierkämpfer, den man je mit pink/nachtblauem Capote sah, oder mit einem solchen in pink/flaschengrün; und der einzige, der die „coletilla" (Zopf im Haar) nicht oben am Hinterkopf trägt, sondern im Nacken. Die Ästhetik ist für ihn sehr wichtig, fast eine Lebensanschauung. Von seiner körperlichen Verfassung her ist er eigentlich nicht in der Lage, Stierkämpfer zu sein – seine Knie gleichen einer Eisenwarenhandlung, so oft sind sie operiert und von Schrauben durchsetzt. Dies bedeutet, daß er nicht schnell genug laufen kann und somit erhöhter Gefahr ausgesetzt ist.

Fast entspricht er, wie viele Genies, der Vorstellung des „tragischen Künstlers", was natürlich den Grad an Duende erhöht. Wie der taube *Beethoven* oder der von Drogen geschwächte *Camarón de la Isla*, wie die schwerkranke *Edith Piaf*, die auf der Bühne gestützt werden mußte, hat auch *Paula* ein Schicksal, das ihn eigentlich an der Ausübung seiner Kunst hindern müßte – aufgrund enormer innerer Kräfte wird nun eben diese zu höchster Entfaltung gebracht.

●

Die spanischen Gitanos

Über die historische Situation der Gitanos in Spanien wurde auf den vorausgehenden Seiten berichtet. Sie wurden verfolgt und umgebracht, vertrieben und verstümmelt sowie zu Galeerenarbeit verurteilt. Dies war vor vielen Jahrhunderten – und wie sieht es heute aus?

Zu Beginn eine letra por fandango, die eigentlich aus vergangenen Zeiten stammt, aber auf die heutige Situation gleichermaßen zutrifft:

Si la luna se volviera
un medio quesuelo
alcanzarla o pudiera
pa llevarla yo a mi chabola
pa que mi niño comiera.

Würde der Mond
zum Halbrund eines Käses
und könnt ich ihn erreichen
ich nähm ihn mit in meine Hütte
damit mein Kind zu Essen hätte.

„Hütte" als Übersetzung von chabola ist unzureichend – tatsächlich handelt es sich um Papp- und Wellblechbehausungen notdürftigster Art, in denen auch heute noch 90 % (!) der spanischen Gitanos leben. Als ich das erste Mal einen solchen Slum sah, glaubte ich mich in die Dritte Welt versetzt – man erwartet es nicht in Europa, und doch ist es Realität. Es sind Vorstadtslums ohne Wasser und Elektrizität, in denen Ratten hausen und Infektionsgefahr erhöhten Grades besteht. Im Winter sind fast alle Kinder an Lungen oder Bronchen erkrankt. Bei starken Regenfällen werden die Hütten förmlich weggeschwemmt. Im Sommer erhöht sich die Ansteckungsgefahr durch Müll, Ratten und Exkremente (es gibt weder Bäder noch Toiletten). Ein kleiner Brunnen kann gegen all dies natürlich nicht viel ausrichten, ist er doch für alle Bewohner der chabolas bestimmt, das heißt sie müssen sich dort waschen und mit Trinkwasser versorgen. Die durchschnittliche Lebenserwartung liegt bei 54 Jahren, und die Kindersterblichkeit ist dreimal höher als die der Castillanos (Spanier, die nicht Gitanos sind). 90 % der Bewohner dieser Slums sind arbeitslos und ein fast ebenso hoher Prozentsatz Analphabeten. Was an dieser Situation besonders schokkiert, ist, daß sie totgeschwiegen wird. Ich bin sicher, daß viele Spanier nicht von der Existenz dieser Slums wissen oder nur sehr vage und sich auch nicht weiter damit beschäftigen, solange sie nicht in direkten Kontakt kommen. Ist dies der Fall, kommt es nicht selten zu Aktionen rassistischer Gewalt:

Erst kürzlich wurde in Granada eine solche Siedlung von unbekannter Hand in Brand gesetzt, ein Vorfall, der bereits des öfteren vorgekommen war. So zerstörten Hausfrauen aus einer Payo-Armensiedlung, die in nächster Nachbarschaft zu den Chabolas einer Gitano-Gemeinschaft lebten, deren Schule – eine Barracke diente als solche. 1968 mußten alle Gitanos, die in Andújar (ein Ort in Andalusien) lebten, diesen verlassen, weil ihnen das Dasein unmöglich gemacht wurde. 1970 starb ein Gitano-Junge mit durchschossenem Schädel, weil irgendeine Gruppe Gewalttätiger in eine Gitano-Siedlung eingebrochen war und wild um sich schossen – sie wollte vermeintliche Verbrecher festnehmen. 1970 starb ein vierjähriger Gitano in den Wassern des Manzanares, weil ihn ein Payo mit den Worten: „Zieh Leine, Gitano!" ins Wasser gestoßen hatte. Vier Stunden später kam die Feuerwehr mit einem Scheinwerfer und suchte acht Minuten, um sich dann zurückzuziehen: „Nichts zu sehn' von dem Kleinen, gehn' wir." Um die 700 Gitanos suchten anstelle der Feuerwehrmänner den Leichnam des Kleinen. (Zahlen und Informationen vom Spanischen Fernsehen sowie aus *Felix Grandes* „Memoria del Flamenco").

Die seltenen Gelegenheitsjobs, die einige von ihnen finden, werden meist schlechter bezahlt als den Payos, die die gleiche Arbeit verrichten. Es gibt so gut wie keine Schulbildung für diese Menschen; in den Payo-Schulen werden sie so gut wie nicht geduldet. Kinder sowie Eltern lehnen es weitgehend ab, daß Payos und Gitanos gemeinsam die Schulbank drücken. Hinzu kommt, daß die meisten ohnehin nicht registriert sind, es existieren keine Familienbücher und Geburtsurkunden, so daß es schwierig ist, auf einer theoretisch vorhandenen Schulpflicht zu beharren und diese durchzusetzen. Fragt man diese kleinen Gitanos, wie sie am liebsten leben möchten, wird man als Antwort erhalten: „In einem Haus, mit Bad, wir wollen zur Schule gehen und Gärten und eine Dusche haben." Nichts von „Zigeunerromantik", Nomadendasein und Abenteuer. Falls dies je existiert hat, gehört es der Vergangenheit an. Es gibt vielleicht 1 % Gitanos, die nach wie vor durch Spanien oder Europa ziehen und von gelegentlichen Darbietungen von Kunststücken und dressierten Tieren leben, oder von Handlesen und Betteln. Ein ebenfalls geringer Prozentsatz konnte der Armut entfliehen, indem sie Flamencokünstler wurden, dasselbe trifft zu für den Stierkampf. Früher war einer der wenigen Berufe, die einige Gitanos regelmäßig ausübten, der des Schmieds. In den

Gitano-Schmieden Andalusiens ist der Martinete entstanden, eine Abart der Toná. Die Schmieden sind heute verlassen (soviel ich weiß, sind *Camarón* und *Agujetas* die letzten Cantaores, die vorher Schmied waren). Hierzu eine Copla, die *Camarón* de la Isla por bulerías singt:

Soy fragüero, soy fragüero	Schmied bin ich, Schmied
yunque clavo y alcayata	Amboß, Nagel und Eisen
yunque clavo y alcayata	Amboß, Nagel und Eisen
Cuando los niños en la escuela	Wenn die Kinder
estuadiaban pa'l mañana	in der Schule
mi niñez era la fragua	für die Zukunft lernten
yunque clavo y alcayata.	War meine Kindheit die
	Schmiede
	Amboß, Nagel und Eisen.

Antonio Machado y Alvarez, Pseudonym: *Demófilo*, Vater der Brüder *Machado*, *Antonio* und *Manuel*, der als erster Dichter lange Jahre des Studiums dem Flamenco widmete, nannte die Siguiriya: Verdaderas lágrimas del pueblo gitano (wahrhaftige Tränen des Volks der Gitanos). Angesichts der Geschichte der Gitanos klingt dies höchst einleuchtend. Sie wurden verfolgt, vertrieben und bestraft für die simple Tatsache, daß sie das waren, was sie waren:

A Galera,	Zu Galeerenarbeit verdammt,
condenao por ser Gitano	weil ich Gitano bin

singt *El Lebrijano*. Dennoch wehrten sie sich nie direkt, das heißt in Form von Gegenagression. Sie zogen sich zurück, ihre Waffen waren ihr Gesang, ihre Familie, ihr Hochmut und ihre Gleichgültigkeit den Payos gegenüber, gemischt mit einer gewissen Verachtung. Aber Hass? Nein, mit Hass wurde ihnen begegnet, aber sie erwiderten ihn mit Tränen und ohnmächtiger Wut. Klage statt Anklage. Auch die bittersten Letras des Flamenco richten sich nur in den seltensten Fällen als direkte Anklage an eine Person oder eine Gruppe. *Manolito el de María*, ein Cantaor, antwortete, als man ihn fragte, warum er singe: „Porque me acuerdo de lo que he vivido." (Weil ich mich erinnere, was ich erlebt habe). Interpretiert man diesen Satz im weitesten Sinne, so kommt man auf eine „kollektive Erinnerung eines Volkes über ein Menschenalter hinaus".

Diese kollektive Erinnerung wird weitergegeben von Eltern zu Kindern, von Großeltern zu Eltern, über Jahrhunderte hinweg, und ist natürlich am stärksten ausgeprägt bei einem diskriminierten Volk. Sie kann bewußt oder unbewußt sein. Bei vielen Gitanos ist sie sicher unbewußt, denn auf Grund fehlender Schulbildung kennen sie ihre eigene Geschichte nicht genau. Aber sie äußert sich zum Beispiel in dem Mißtrauen, mit dem der Gitano dem Payo begegnet und eben – in seiner Musik.

Nicht nur in Spanien werden die Gitanos diskriminiert oder schlicht vergessen. In der Schweiz veranstalteten vor zwei Jahren einige Zigeuner eine Art Kommunikationstournee, unter dem Motto „Wir wollen sprechen". Sie zogen durch das ganze Land und organisierten Bazare, die gleichzeitig einem Gespräch zwischen ihnen und den anderen Schweizern dienen sollten. Ich sah irgendwo ein Plakat, das diese Veranstaltung ankündigte und ging hin. Der Bazar war wie ausgestorben, es war schlicht und einfach niemand gekommen. Die Zigeuner saßen oder standen in Grüppchen abwartend herum – und nichts geschah. Ein erschreckendes Bild. Nicht ein einziger Schweizer fand den Weg dorthin. Dies ist bezeichnend für eine ganz große Gleichgültigkeit den Zigeunern gegenüber. In Deutschland wird viel über das 3. Reich mit seinen Konzentrationslagern und Judenvergasungen gesprochen, das ist gut so und wichtig, weil eben diese Dinge niemals vergessen werden dürfen – es wird nur leider ein großes Vergessen den Zigeunern entgegengebracht: In der Zeit der Gewalt und des Rassismus wurden etwa 500.000 Zigeuner ebenso wie die Juden gefoltert, umgebracht und zu „biologischen" oder „medizinischen Versuchen" mißbraucht. 500.000 sind nicht 6 Millionen (Juden), aber wo ist der Unterschied? Dennoch spricht niemand davon, mit Sicherheit gibt es viele, die es noch nicht einmal wissen. „Camelamos naquerar" – Caló für „Wir wollen sprechen" (ist es Zufall, daß es der gleiche Wortlaut ist wie bei der Schweizer Veranstaltung?), war der Titel eines Stückes des Teatro Gitano Andaluz von *Mario Maya*. Plakate kündigten es an – und wurden in Granada von Anhängern der rassistischen Partei PRD (Partido Racial Democratico) übermalt oder abgerissen. Ziel dieser Partei: „Unanpaßbare Elemente wie Neger, Juden und Gitanos auszuweisen". „Camelamos naquerar" – sprechen, nicht kämpfen. Aber wer hört zu? Da die Gitanos keine direkte Bedrohung darstellen, denn sie verfügen über keinerlei Machtmittel (z.B. Geld), werden sie einfach mißachtet und totgeschwiegen.

Versuchen die Gitanos, auf sich und die Mißstände aufmerksam zu machen, wird ihnen mit Aggression begegnet. Der einzelne Payo verhält sich einem Gitano gegenüber oft ängstlich oder unsicher, als hätte er Komplexe. Denn mögen sie auch noch so arm sein, ein sehr ausgeprägter Stolz und ein gewisser Hochmut ist ihnen eigen, sie verfügen fast immer über ausgesprochen starke Persönlichkeiten und eine beeindruckende Haltung. Untereinander ist ihr Verhalten von einer ausgeprägten und fast obligatorischen Solidarität gekennzeichnet. Im weitesten Sinn sehen sie sich als eine große Familie an, was auch darin seinen Ausdruck findet, daß sie sich vielfach mit „tío" (Onkel, gegenüber Älteren), „sobrino" (Neffe, bei Jüngeren), oder „primo" (Cousin, bei ungefähr Gleichaltrigen) anreden,

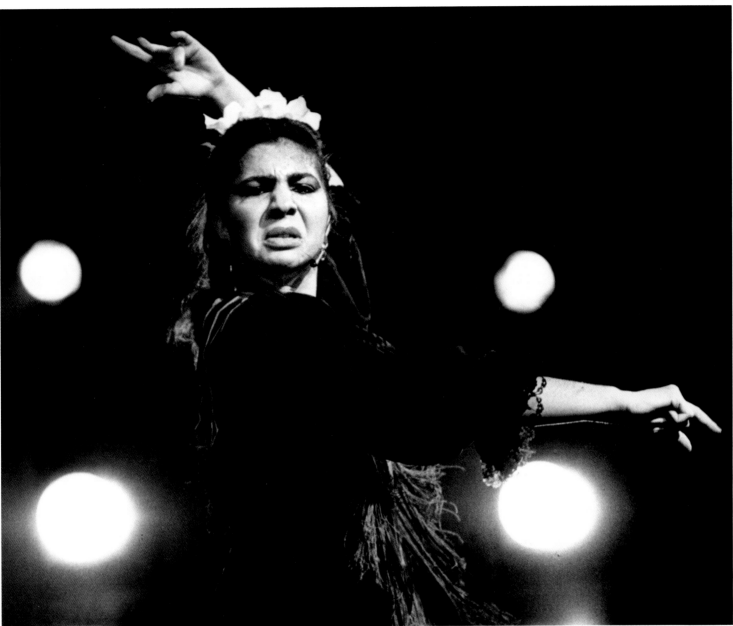

auch wenn keine familiären Bande bestehen. Bittet ein Gitano einen anderen um etwas, so ist es ein ungeschriebenes Gesetz, daß dieser es ihm gibt. Ein Beispiel für diese Solidarität war eine vor etwa einem Jahr organisierte Veranstaltung, deren Erlös und symbolischer Gehalt für *Diego Amaya*, einen bekannten Künstler aus der Familie von *Carmen Amaya*, anläßlich des Todes seiner Tochter bestimmt war. Alles was im heutigen Flamenco Gitano Rang und Namen hat, von kommerziell über antiguo bis zur Avantgarde, war in dieser siebenstündigen Wohltätigkeitsveranstaltung zu sehen und zu hören – von *La Bronce* bis zu *Ketama*. Es war sehr eindrucksvoll.

Für jegliches menschliches Gefühl läßt sich im Flamenco ein Ausdruck finden, bis auf die Einsamkeit. Für diese recht typische Erscheinung unserer westlichen Zivilisation besteht in der Familienstruktur der Gitanos und auch der armen Andalusier kein Nährboden. *Botey:* „La patria del

Gitano es la propia sangre." (Die Heimat des Gitano ist sein eigenes Blut). Die Familie als Waffe, Sicherheit, Heimat. Von der Geburt bis zum Tod gibt es für jeden Gitano diese Konstante, die ihm Sicherheit bedeutet. Für viele Mitteleuropäer oder Amerikaner bedeutet eine zu starke oder zu lang andauernde Bindung an die Familie ein Hemmnis in der eigenen Entwicklung, in der Entfaltung der eigenen Persönlichkeit. Individualismus ist das Idealbild, mit dem Nachteil, daß es oft ein falsch verstandener Individualismus ist, der sich vor allem in Äußerlichkeiten äußert und somit eigentlich das Gegenteil von wirklichem Individualismus ist, mit sehr viel Egoismus, mit Kälte und Einsamkeit. Den Gitanos ist Wärme bis an ihr Lebensende durch den Clan gesichert, gleichzeitig aber dürfen sie sich als Kinder frei entfalten. Ihre Persönlichkeit entwickelt sich ganz natürlich, sie wird nicht gebrochen. So ist es zu erklären, daß trotz der ausgeprägt starken Gemeinschaft die Persönlichkeit jedes einzelnen ebenso ausgeprägt ist. Es gibt künstliche Gemeinschaften, die zur Erhaltung und Stärkung ihrer selbst die Persönlichkeit ihrer Mitglieder beugen müssen (beim Militär und in Diktaturen). Diese Gemeinschaften sind auf Unterdrückung angewiesen. Die Gemeinschaft eines Gitano-Clans respektiert die Persönlichkeit und Individualität jedes einzelnen von Kindheit an, ja fördert sie durch Zustimmung und Beachtung, die sie ihren Kindern schenken. Ödipus-Komplexe, geheimer oder offener Haß auf Vater oder Mutter, Minderwertigkeitskomplexe, Neid oder Eifersucht auf Schwester oder Bruder sind unbekannt. Liebe und Respekt bestimmen das Klima. Und die Schattenseiten? Ja, die gibt es auch. Ich sehe sie vor allem in der traditionellen Machtposition des Mannes, der wesentlich mehr Freiheiten genießt als die Gitana (weiblich für Gitano). Sie muß sich ihm unterordnen. Er kann mehr oder weniger machen was er will, während sie ganz auf ihr häusliches und familiäres Umfeld beschränkt bleibt. Innerhalb ihrer Position allerdings genießt die Gitana hohe Achtung und Respekt und hat durchaus ihren Einfluß. Begegnet man einer Gitana, wird man feststellen, daß sie nicht im geringsten einen unterdrückten Eindruck macht. Sie wirken sehr stolz und selbstbewußt – vielleicht, weil sie von ihren Vätern und Brüdern wie ein eifersüchtig zu bewahrendes Juwel behandelt werden, bis sie heiraten. Eine Beleidigung der Ehre der Schwester, Tochter, Mutter oder Ehefrau ist ein schweres Vergehen und kann durchaus Grund für einen Messerkampf sein. Wie schon in der Beschreibung der einzelnen Cantes unter Alboreá, dem rituellen Hochzeitsgesang, erwähnt, ist die Jungfräulichkeit bis zur Hochzeitsnacht ein absolutes Muß für eine Gitana und die Defloration ist Gegenstand des Festes, der „boda gitana" (Gitano-Hochzeit). Eine Letra, die *Camarón* por Fandango singt, zeigt deutlich die Moralvorstellung der Gitanos:

Por Dios que la respetara　　*Bei Gott ich solle sie achten*
llorando me lo pedía　　　　*bat sie mich weinend, ich*
yo viendo que me quería　　 *sah daß sie mich liebte und*
de su cuerpo abusaba　　　　*mißbrauchte ihren Körper*
ella callaba y sufría.　　　　 *sie aber litt unter Schweigen.*

La hice pecar y pecó　　　　 *Sie sündigte durch mich*
yo era malo y ella buena　　 *ich war schlecht und sie gut*
ella se murio de pena　　　　*in Trauer starb sie*
ahora me arrepiento yo　　　*und heute bereue ich*
de lo que hice con ella.　　　*was ich ihr angetan.*

Aus der Sicht einer modernen emanzipierten Frau ist dies natürlich haarsträubend, nur ist dieser Blickwinkel hier fehl am Platz, da es sich einfach um eine andere Kultur handelt, die vielleicht mit der Zeit selbst, von innen heraus,

Dinge verändern wird. Es gibt bereits Ansätze dazu: Ich kenne Gitanas, die diese traditionelle Moral in Frage stellen und nicht nach ihr leben. Ebenso wie es auch Gitanos (Männer) gibt, die ihre Ansichten bereits etwas geändert haben. Ich glaube jedoch, solche Veränderungen müssen von Seiten der Frauen ausgehen, denn die Männer werden kaum freiwillig ihren privilegierten Standpunkt aufgeben. Auf jeden Fall muß es von innen heraus geschehen, niemals von außen, aufgezwungenermaßen. Wie wirkt sich diese Polarität Mann/Frau nun im Flamenco aus? Hier herrscht eine erstaunliche Gleichberechtigung, eine Bailaora hat größte Autorität gegenüber ihren Gitarristen, ebenso eine Cantaora, und beides gibt es sehr häufig. Der einzige Bereich, in dem es so gut wie keine Frauen gibt, ist der Toque. Im Baile wurde früher sehr klar getrennt zwischen feminin und maskulin – das kraftvolle Zapateado war weitgehend den Männern vorbehalten, während die Tänzerinnen durch weiche, fließende Bewegungen vor allem der Arme, Hände und des Oberkörpers ihren Ausdruck fanden (eventuell eine aus arabischen Ländern übernommene Tradition, denn dort darf die Frau niemals ihre Beine zeigen). Die Bewegungen der Tänzer waren wesentlich linearer und plastischer. Spätestens seit *Carmen Amaya* jedoch haben sich hier die Grenzen verwischt. Weiter hierzu im Kapitel „Baile".

●

Andalusien

Die Problematik der Gitanos sind Armut, Hunger, Diskriminierung, Analphabetismus und Arbeitslosigkeit. Für den größten Teil der andalusischen Bevölkerung (bezogen auf die Nicht-Gitanos) ist die Situation ähnlich.

Andalusien ist reich an fruchtbarem Land, an Bodenschätzen und verfügt über eine große Anziehungskraft für den Tourismus. Oliven, Orangen, Zuckerrohr, Rüben, Baumwolle, Reis, Zitronen, Spargel, Erdbeeren, Wein werden angebaut und bringen reiche Ernte. Der Boden birgt Eisen, Blei und andere wertvolle Mineralien. Für Reisende gibt es von Skimöglichkeiten in der Sierra Nevada bis zu Wassersport an den zahlreichen Stränden ein reizvolles Angebot. Hinzu kommt die Fischerei: Mittelmeer sowie Atlantik bieten einen großen Reichtum an Meeresfrüchten und Fischen. Woher kommen nun diese Armut, diese Arbeitslosigkeit, die Emigration und der Analphabetismus?

Einige wenige Familien, teilweise aus der Aristokratie, besitzen den größten Teil der andalusischen Landfläche. Und nur ein geringer Teil dieser Fläche wird kultiviert, einen beachtlichen Teil reservieren sich diese Herren für ihre Freizeit (über die sie sicher im Übermaß verfügen), als Jagdgebiet. Saisonarbeit bei den Oliven- oder Weinernten sind die wenigen Arbeitsmöglichkeiten für die andalusische Bevölkerung – und von drei Monaten Arbeit im Jahr, noch dazu bei niedrigster Bezahlung, wird eine vielköpfige Familie nicht satt. Die Konsequenz ist: ein hoher Prozentsatz Emigranten gehen entweder in die spanischen Großstädte oder ins Ausland, in den Norden, und leben dort nicht viel besser, haben aber doch zumindest zu essen. In dieser Emigration jedoch liegt viel Tragik – Trennung von Familie und Heimat, die gerade für einen Andalusier aus der armen Bevölkerung von größter Bedeutung sind. Ein typisches Schicksal ist das einer mir bekannten andalusischen Familie: Die Eltern von sechs Kindern flüchteten vor der Armut in Andalusien vor ca. 30 Jahren nach Barcelona. Dort besserte sich ihre Situation nicht sehr, so daß sich die Mutter gezwungen sah, ins Ausland zu gehen. Sie arbeitete in London als Haushaltshilfe, in Barcelona blieben sechs Kinder, vier davon noch klein, und der Vater zurück. Jahre später gingen die Eltern für 10 Jahre in die Schweiz, zurück blieben die von der älteren Schwester versorgten Kinder (was diese natürlich wiederum hinderte, regelmäßig die Schule zu besuchen).

Nicht eine Trennung von Monaten, sondern über 10 Jahre! Die Kinder über 10 Jahre ohne Eltern, die Eltern in einem Land, dessen Sprache sie nicht verstehen, dessen Sitten und Gebräuche sie nicht verstehen und das sie als Arbeitskräfte duldet, aber als Menschen nicht würdigt. Dies ist kein Einzelschicksal, es ist eines von tausenden, bezeichnend für die Armut und Arbeitslosigkeit Andalusiens. Bewundernswert ist der frühe Wunsch der Kinder, ihren Eltern zu helfen. Hierbei bleibt natürlich die Schulbildung auf der Strecke. So früh wie möglich wird Arbeit gesucht, um die Situation der Familie zu verbessern. In selteneren Fällen, wie bei *Paco de Lucía*, *Carmen Cortés*, *Gerardo Nuñez* und anderen, bestand diese Arbeit in Gitarre, Tanz oder Gesang. Die meisten Flamencokünstler haben in ihrer Kindheit bereits angefangen zu arbeiten und unterstützten so ihre Familien. In anderen Fällen – den meisten – sind es Gelegenheitsarbeiten auf dem Bau, bei der Ernte oder im Hafen.

Frühe Verantwortung, die die Kindheit extrem verkürzt und so elfjährige zu kleinen Erwachsenen macht, ist die Regel in den armen Familien Andalusiens. Meist ist bei denjenigen, die die Gitarre, den Tanz oder den Cante als Beruf wählen, die Liebe zum Flamenco zweitrangig – erstrangig ist der Hunger und die Notwendigkeit, sich und den seinen zu helfen. „Ich bin nicht aus Berufung zur Kunst Tänzer geworden, sondern aus Hunger" (*Antonio Gades*).

Ein berühmtes Beispiel ist *Paco de Lucía*. Aus einer armen Familie aus Algeciras stammend, sah er, wie sein Vater unaufhörlich arbeitete; tagsüber verkaufte er Stoffe, nachts spielte er Gitarre. Über allem hing ein ständiger Schatten: Die Angst, es könne nicht zum Essen reichen. *Felix Grande* schreibt: „Heute ist die Gitarre von *Paco de Lucía* nicht mehr Mittel, sondern Ziel. Aus dem Bedürfnis, sich nützlich zu machen, der Familie zu helfen und sich selbst, den Weg in eine bessere und ruhigere Zukunft zu ebnen, ist das Bedürfnis geworden, das Gelebte in dieser Sprache, die Musik heißt, auszudrücken. Und die Sprache der Gitarre *Paco de Lucía's* ist unbegrenzt, wild, manchmal wütend und aggressiv, und immer leidenschaftlich. Dahinter steht der eiserne Wille und die Disziplin, die es ermöglichten, daß er als Kind Stunden um Stunden übte und jene fast übermenschliche Technik entwickelte, durch die er seinen maximalen Ausdruck findet. In seiner Musik ist Unruhe und Wut, aber auch Zärtlichkeit und Liebe, und eine ungeheure Kraft. Unruhe und Wut des Kindes, das sich der Situation seiner Familie und seines Landes bewußt wird,

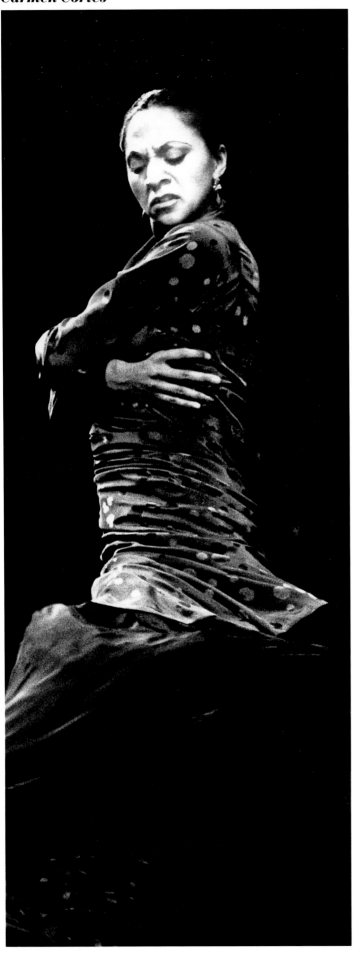

Zärtlichkeit und Liebe für dieselben zwei Bereiche, die Familie und Andalusien; und die daraus erwachsende Kraft, zumindest für sich und die Angehörigen die Situation zu verbessern."

Dieselbe Wut, Kraft, Zärtlichkeit und Leidenschaft ist in den rasenden golpes, contratiempos und sincopáos in doppelter und dreifacher Geschwindigkeit einer *Carmen Amaya*, *Carmen Cortés* oder *Manuela Carrasco*, in den überwältigenden Cierres eines *Farruco*, im Cante von *Camarón de la Isla* oder *José Mercé*, in der Gitarre von *Gerardo Nuñez*, um nur einige Beispiele aus der heutigen Zeit zu nennen.

Fragt man *Carmen Cortés*, was ihr das Wichtigste ist im Leben, wird sie antworten, neben der Kunst sei ihr das Wichtigste ihre Familie, ihre Geschwister, für die sie ihr Leben geben würde.

Gerardo Nuñez' erste Schallplatte, „El Gallo Azul", ist eine einzige Hommage an seine Heimat, Jeréz und die Provinz Cádiz, und an seine Mutter, die er, wie alle Andalusier, verehrt. Die Titel sind eindeutige Hinweise auf diese zärtliche Bindung an die Welt seiner Kindheit und Jugend: 'El Gallo Azul' heißt eine Bulerías und bezieht sich auf das Café gleichen Namens im Herzen von Jeréz de la Frontera, Treffpunkt von Flamenco-Künstlern und Ausgangspunkt vieler nächtelanger Juergas. 'Mi patio' ist der Titel eines Tangos – im blumengeschmückten Patio des Hauses seiner Mutter saß er nächtelang und spielte und träumte auf der Gitarre. Eine zweite Bulería nannte er 'Los Caños de la Meca' – der Name erinnert an das maurische Element Andalusiens, und gemeint ist eine wilde Felsküste mit kleinen Buchten und einem Süßwasserfall an der Atlantikküste Andalusiens, nahe Cádiz. Hier verbrachte *Gerardo* viel Zeit mit der Familie und Freunden, sie übernachteten dort im Zelt, fischten und genossen dieses Stück wilder und unberührter Natur.

Die Kunst des Flamenco ist Sprache der Erinnerung und der Suche, wie alle wahre Kunst. Das Spezifische ist die Erinnerung an andalusische Vergangenheit, die eigene, nahe und die ferne, die Jahrhunderte alte. In dieser Erinnerung, diesen Wurzeln liegt eine große Kraft. Gleichzeitig, ohne die Wurzeln zu vergessen, ist der Flamenco Suche nach neuen Wegen, neuen Formen des Ausdrucks und des Lebens. ●

Cante Flamenco

„Se canta lo que se pierde"
A. Machado, Demófilo

Der Cante Flamenco ist das älteste Element dieser Kunst- und Lebensform. Er bestand vor dem Tanz und der Gitarre, die als letztes zu dieser einzigartigen Verbindung von Poesie, Musik, Gesang und Tanz hinzukam. Darum ist der Cante, der Flamenco-Gesang, auch das eigenständigste Element (abgesehen von der erst sehr jungen Sologitarre, die ja nicht Teil des traditionellen Flamenco ist, sondern sozusagen eine Umsetzung des Cante) – der Cante kann ohne Begleitung gesungen werden, bei einigen Palos, wie den Tonás, Martinetes, Deblas, Carceleras, ist dies sogar unerläßlich. Die einzige Begleitung schafft sich der Cantaor selbst, durch sparsame Palmas oder indem er den Compás mit einem Stock markiert. Diese „Cantes a palo seco" gehören zu den archaischsten und vermitteln den Eindruck, daß sie Jahrhunderte alt sind und von weit her kommen.

Von allen Bereichen des Flamenco ist der Cante der für den Nichtspanier (bzw. Nicht-Andalusier) am schwierigsten zu verstehende Teil (Ausnahmen bestätigen die Regel), folgen seine Harmonik und Anforderungen an die stimmliche Qualität doch vollkommen anderen Gesetzmäßigkeiten als es beispielsweise in mitteleuropäischen Musikarten üblich ist.

Es besteht die Theorie, der Cante sei in keiner Weise eine in Andalusien weit verbreitete Ausdrucksform, sondern von einigen wenigen Familien hinter verschlossenen Türen entwickelt worden. Bestärkt wird diese durch die Tatsache, daß fast alle (Ausnahmen gibt es auch) Cantaores aus wenigen, aber weitverzweigten Familien stammten und stammen, die diese Tradition pflegten. Dies gilt für Flamencokünstler und Stierkämpfer im allgemeinen, aber ganz besonders für den Cante. Auf Familienfesten sangen und tanzten alle, die Kinder lernten von den Vätern, Onkeln, Müttern, Tanten, Großmüttern und -vätern, und auf diese Weise vererbten sich die alten Cantes und neue entstanden oder einfach neue Formen, in denen jeder kreative Cantaor die alten Cantes auf seine persönliche Art interpretierte.

Eine dieser Familien mit großer Flamenco- und Stierkampftradition ist die Dynastie der *Ortega*. Auf Seite 30 ist der von *D.E. Pohren* in seinem Buch „The Art of Flamenco" dargestellte Stammbaum der *Ortega* wiedergegeben.

Die Verwandtschaft der Flamencos untereinander ist oft nicht am Namen erkennbar, da Spitznamen oder Benennungen nach der Mutter oder dem Geburtsort häufig sind (*Paco de Lucía* – seine Mutter heißt Lucía; *Manuel Torre* – Torre (Turm) seiner Statur wegen; *Niño de Jerez*, weil er dortherkam). Manchmal gibt es ganz kuriose Eigennamen wie zum Beispiel „El Potaje", „El Garbanzo", in denen sich die Liebe des Andalusiers (und des Spaniers überhaupt) zu herzhafter Hausmannskost wiederspiegelt – kaum eine Juerga ohne hervorragend schmeckende Leckerbissen oder einen ebensoguten Eintopf, zusammen mit Vino fino oder Tinto als Einleitung.

Die Flamencos haben einen ausgeprägten Sinn für Originalität, vielleicht auch daher die häufigen Spitznamen aller Art, deren Zusammenhang oft nicht erkennbar ist. Modernere Flamencokünstler sehen heute oft von dieser Benennung nach Vorlieben, Orten oder sonstigen Charakteristika ab und nennen sich so wie sie heißen (*Carmen Cortés, Mario Cortés, Gerardo Nuñez* etc.).

Wenn die Flamenco-Gitarre im Grunde eine Umsetzung des Cante auf dieses Instrument ist, so gilt dies auch für den Tanz, der den Gesang in Körpersprache ausdrückt (abgesehen von den rhythmischen Zapateados zwischen den Letras). Ein wirklich guter Bailaor wird immer den Cante interpretieren, sein Tanz wird durch ihn inspiriert. Man kann nicht oft genug betonen, daß Gesang, Tanz und Gitarre eine Einheit bilden müssen. Leider gibt es auch häufig genug Fälle, in denen der Cante nicht respektiert wird – Gitarristen, die durch brillante Technik und ungeeignete Falsetas glänzen wollen und so den Cantaor hindern, sich zu entfalten, oder Tänzer, die durch übertriebenes Zapateado während der Letras den Cante übertönen und behindern.

Gibt es heute vielfach Gitarristen und Tänzer, die aus anderen Gebieten Spaniens oder sogar aus völlig anderen Kulturkreisen, wie beispielsweise Japan, stammen, und teilweise durchaus ein gewisses Niveau erreichen können, so bildet hier der Cante eine Ausnahme. Er ist am allerstärksten an seinen Ursprungsort, Andalusien und seine Gitanerías, gebunden. Es gab und gibt berühmte Cantaores, die keine Gitanos waren (*Antonio Chacón, Silverio Franconetti, Enrique Morente*, um nur drei Beispiele aus früherer und heutiger Zeit zu nennen). Diese lernten jedoch viel von den großen Gitano-Sängern und wuchsen meist in nächster Nachbarschaft zu den Gitanerías auf. Die Basis-Gattungen des Flamenco gitano – Tonás, Siguiriyas, Soleares, Tangos und deren viele Weiterentwicklungen wie Bulerías, Alegrías etc., werden noch heute am authentischsten und ergreifendsten von den Gitanos interpretiert. Diese spezielle „eco" kann man nicht erlernen und nicht imitieren. Die vom

Fandango beeinflußten Cantes wie Malagueña, Granaína, Taranta, Fandango Grande etc., die eher dem Flamenco andaluz zuzuordnen sind, werden auch von Payos sehr gut gesungen. Sie haben eine andere Stimmung, sind melodiöser und ornamentaler, auf eine weichere Art melancholisch als zum Beispiel eine Siguiriya. Die Payos verfügen nicht oder nur selten über den „quejío", den sich brechenden Klageschrei, der so charakteristisch ist für guten Cante gitano. Beide, Cante gitano und andaluz, haben gleichermaßen ihren Stellenwert (die Grenzen haben sich ohnehin verwischt), ein Cantaor sollte wissen, welche Art zu singen ihm liegt und nicht versuchen, irgendein Vorbild zu imitieren. Welchen Stil man vorzieht, ist letztendlich Frage des Geschmacks (wobei mich persönlich der Cante gitano am tiefsten beeindruckt). Der Payo hat eine größere Barriere zu überwinden, will er sich im Cante (und nicht nur dort) ausdrücken. Er ist weniger „primitiv", wird mehr durch die Ratio bestimmt als Gitano, der stark durch Intuition und Instinkt geprägt ist. Daher auch das Mysteriöse, Unvorhersagbare wirklich guten Flamencos, der den irrationalen Tiefen des Unterbewußtseins entspringt.

Das Entstehungsgebiet des Cante ist sehr begrenzt, es liegt zwischen Lucena, Sevilla und Cádiz und umfaßt die Ortschaften: Alcalá de Guadaíra, Puebla de Cazalla, Mairena del Alcor, El Viso, Coria, Marchena, Carmona, Puente Genil, Estepa, Osuna, Morón, Ronda, Arcos, Jeréz, San Fernando, Sanlúcar, Puerto Real, Algeciras, Puerto de Santa María.

Ricardo Molina schreibt: „Wäre der Cante nur ein Kunstprodukt, eine austauschbare Kreation einer Kultur wie Wissen oder Technik, hätte es vielleicht das erstaunliche Phänomen eines madrilenischen Chacón oder eines salmantinischen *Manuel Torre* gegeben. Ein derartiges Phänomen hat noch niemand gekannt und wird es auch höchstwahrscheinlich nie kennen. Der Cante Flamenco ist an sein Gebiet gebunden mit botanischer Kraft – und aus der Erde bezieht er sein Mark und seine Nahrung."

Der Cante vereinigt alte byzantinische, griechischrömische, jüdische und maurische, hinduistische und pakistanische Einflüsse und erhielt seine endgültige Form durch die Gitanos Andalusiens. In der Vorgeschichte des Flamenco finden wir die „puellae gaditanae", die zur Zeit der Römer, ca. 200 v. Chr. bis 400 n. Chr. in Gades, wie die Stadt Cádiz damals hieß, die „canticae gaditanae" sangen und dazu Tänze tanzten, in denen von den Flamencoforschern eine Vorstufe des Baile vermutet wird. Diese Tänze wurden sehr bald von *Theodosius dem Großen* als unsittlich verboten (auch der Flamenco beinhaltet eine große erotische Kraft, allerdings subtil und ohne vulgär zu werden).

Im 9. Jahrhundert legte *Ziryab* (schwarzer Vogel), der eigentlich *Abu-l-Hasán Alí ibu Nafi* hieß, einen weiteren Grundstein für die Entwicklung des Flamenco. Er kam aus Persien und war ein hochbegabter und berühmter Musiker und Sänger. Er hatte großen Einfluß auf die Musik Andalusiens, gründete Schulen, erfand die 5-saitige arabische Laute und prägte entscheidend die orientalisch beeinflußte Art des andalusischen Gesanges.

Bereits zur Römerzeit waren die Sefarditen, die spanischen Juden, auf der iberischen Halbinsel ansässig. Auch sie hatten ihren Einfluß auf den Cante, der sich vor allem in der Saeta offenbart. Es besteht die Theorie, daß das Wort jondo nicht die andalusische Aussprache von hondo (span. für lat.: fundus, profundus = tief) sei, sondern sich aus „jom-tob" (hebräisch: Festtagsgesang) entwickelt habe. Ich teile diese Ansicht nicht.

Der wirkliche Flamenco entstand aus all den vielfältigen in Andalusien bestehenden Musikarten jedoch erst Ende des 18., Anfang des 19. Jahrhunderts, wenn man den wenigen schriftlichen Zeugnissen und mündlich überlieferten Informationen Glauben schenken darf.

Über die anteilmäßige Beteiligung der Zigeuner am endgültigen Entstehen dieser Kunst gibt es unterschiedliche Meinungen und Theorien, die wie fast alles, was in Zusammenhang mit der Geschichte des Flamenco steht, nicht bewiesen sind. Einige Flamencologen bezeichnen den Flamenco als ausschließlich andalusisches Phänomen, ohne entscheidende Beteiligung der Gitanos *(Camacho Galindo)*; andere *(Alvarez Caballero, Felix Grande* u.a.) vertreten die These, der Flamenco sei in seinen Basisarten (Soleá, Siguiriya, Tangos, Toná) und deren Derivaten ausschließlich von den Gitanos entwickelt worden und in seinen vom Fandango beeinflußten Cantes von der andalusischen Seite. Auch *Demófilo* ist der Ansicht, daß der Flamenco von den Gitanos entwickelt wurde.

Mir erscheint die Möglichkeit einleuchtend, daß von den Gitanos die im Süden Spaniens bestehenden Musikformen in die eigenen aufgenommen wurden, woraus dann eine völlig eigene und andersartige Musik entstand. Diese wurde zunächst auch nur von den Zigeunern ausgeübt, vielfach hinter verschlossenen Türen, rituell und eifersüchtig gehütet. Gäbe es Flamenco ohne Einfluß der andalusischen Musiktradition, so würden ihn die Gitanos auch in anderen Gebieten und Ländern ausüben. Wäre er hingegen ohne Zutun der Gitanos entstanden, so wären sie nicht seine wichtigsten und besten Interpreten (dies hat sich im Laufe der Zeit zwar etwas geändert, die Ausnahmen bleiben jedoch immer noch Ausnahmen, vor allem im Cante). Bestärkt wird die Theorie der entscheidenden Prägung des Cante durch die Gitanos dadurch, daß vor ihrem Eintreffen in Andalusien nichts flamencoähnliches bestanden hatte. Sie waren nicht wesentlich an der Vorgeschichte beteiligt, jedoch fast ausschließlich am Endprodukt. (In der Bibliographie am Schluß des Buches ist Literatur angeführt, in der dieses Thema ausführlicher behandelt wird.) ●

Gattungen

Der Flamenco wird unterteilt in 38 verschiedene Gattungen. Sie unterscheiden sich grundlegend in Takt, Rhythmus und Stimmung, das Spektrum ist breit und reicht von tiefer, trostloser Verzweiflung bis zu heiterer, explosiver Lebensfreude. Die wichtigsten sind:

Toná

Sie wird als älteste Form des schon als Flamenco bekannten Cante angesehen (natürlich sind die Urväter noch viel älter, fielen aber noch nicht unter den Namen Cante Flamenco).
Die Toná ist ein Cante „a palo seco", also ohne Begleitung jedweder Art. Sie wird nicht getanzt. Sie hat keine „süßen" Melodien, ihr Ausdruck ist von tiefem Ernst, fast wie ein Gebet, und sehr archaisch.

Unterformen der Toná sind: Debla (mit einer immer wiederkehrenden Endung „deblica bare", – deren Bedeutung nicht genau geklärt ist, man nimmt an, daß es sich um altes Caló handelt und etwa „große Göttin" bedeutet); Pregón (z.B. das Vaterunser als Toná); Saeta (ebenfalls Texte religiösen Inhalts, die Saeta, was soviel wie Pfeil bedeutet, wird ausschließlich in der Karwoche, der Semana Santa, gesungen); Martinete (eine Toná, die in den Schmiedewerkstätten der Gitanos gesungen wurde, begleitet vom Schlagen des Hammers auf den Amboss. Auch ihre Texte handeln oft vom Schmieden. Dies war einer der wenigen Berufe, der von den Gitanos mit Regelmäßigkeit ausgeübt wurde. Früher hatte der Martinete keinen festen Compás, heute wird er zuweilen getanzt und zu diesem Zweck im Compás der Siguiriya gesungen.)

Siguiriya

Schon der eigenartige Compás der Siguiriya hat eine fast magische Kraft:

1 2 3 4 5 6 7 8 9 10 11 12 (die Punkte sind die Akzente)

Der Cante ist von explosiver Kraft, voll Wut und Trauer. Er zeigt nur dann seine wirkliche Ausdruckskraft, wenn er mit „Duende" gesungen wird. *Manuel de Falla* schrieb „die Siguiriya soll nur in ihrer Stunde gesungen werden (...), der Cantaor muß sich vor ihr schützen, denn sie verwundet wie ein Ätzbrand." Sie erfordert größte Kraft, die nur durch den fast übernatürlichen Duende zum Ausdruck kommt.

Früher waren viele Sänger spezialisiert auf einen oder wenige Cantes (Cantaores cortos, im Gegensatz zum Cantaor largo, der mehr oder weniger alle Cantes interpretieren kann), und die „siguiriyeros", sagt man, waren eigentümliche Menschen, viele von ihnen starben in geistiger Umnachtung oder in Einsamkeit und Armut. Eine hervorragende Cantaora von Siguiriyas war *Tía Anica la Pirinaca, die erst kürzlich verstarb und wahre Schätze alter Cantes mit ins Grab genommen hat.*

Der Tonumfang der Siguiriya ist gering (Sexte), vielfach wird eine Note oft wiederholt, mit dem dazugehörigen vor- oder nachstehenden Halbton. Momente des Nach-innenkehrens wechseln mit denen von dramatischen Ausbrüchen.
Heutzutage wird die Siguiriya auch getanzt, was früher nicht der Fall war. Der Tanz, wie der Cante, erfordert höchste Ausdruckskraft und Persönlichkeit des Interpreten. Wird die Siguiriya von einem mittelmäßigen Tänzer oder Sänger interpretiert oder in einem uninspirierten Moment, kann sie leicht plump und schwerfällig wirken. Zu den heute leider häufigen Entartungen gehört es, sie mit Kastagnetten zu tanzen, die im wahren Flamenco nichts zu suchen haben, sondern den Volkstänzen (Sevillanas, Fandango de Huelva) vorbehalten bleiben sollten, sowie auch dem Spanisch-Klassisch. Eine Siguiriya sollte technisch nicht zu kompliziert sein und eher wenige aufeinanderfolgende Bewegungen enthalten, um Zeit für den Ausdruck zu lassen. Von einem guten Künstler und mit echter Emotion dargeboten, ist sie einer der bewegendsten Tänze.

Unterarten der Siguiriya sind Liviana und Serrana.

Soleá

Vielfach wird sie als „Königin" des Flamenco bezeichnet – und sie ist majestätisch und von verhaltener Kraft. Sie ist melancholischer als die Siguiriya, während diese wie ein Dolchstich ist, ist die Soleá wie ein Meer von Tränen.

Ihr Compás:
1 2 3 4 5 6 7 8 9 10 11 12 (dies ist nur ein ganz einfaches

Schema, jeder Compás hat dazugehörige Contrarhythmen verschiedenster Art).

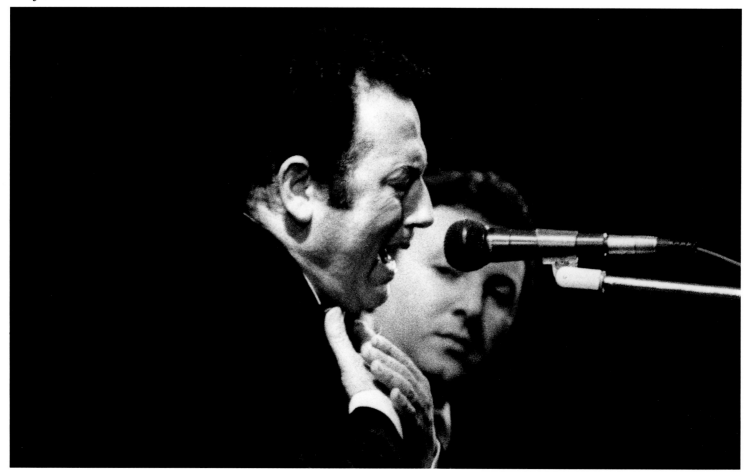

Wie die Siguiriya erlaubt und verlangt auch die Soleá eine starke Ausdruckskraft von Sänger und Tänzer, aber sie ist weicher (mir persönlich gefällt eine Soleá sehr gut von einer Frau gesungen, während ich eine Siguiriya von einem Sänger bevorzuge).

Unterarten der Soleá sind die Caña, der Polo und die Policaña, wobei noch von keinem Flamencologen geklärt wurde, welche Art die älteste ist.

Vom Compás her sind der Soleá sehr ähnlich: Die Alegrías, die Bulerías, welche sich allerdings in der Akzentuation unterscheiden.

Alegrías

Die Alegrías sind ein heiterer Cante und Baile, es heißt, einer ihrer Vorfahren war die aragonesische „Jota", ein dem Flamenco nicht verwandter heiterer Volkstanz. Die meisten Cantes waren zunächst „cantes p'alante (ohne Tanz) und entwickelten sich erst an zweiter Stelle auch zu „cantes p'atrás (für Tanz). Bei der Alegrías war es umgekehrt, durch den Cantaor *Aurelio de Cádiz* (wo die Alegría entstand) wurde sie zu einem „cante pa escuchar" (ohne Tanz) gemacht, während sie als Baile schon vorher existierte. Der Baile kann sehr schön und voller Lebens-

freude und Witz sein, auch er hat allerdings seinen melancholischen Unterton, der sich vor allem im „silencio" offenbart, einem melodiösen Gitarrensolo ohne Cante, aber mit Tanz – einem Tanz nur der Arme und des Körpers, ohne Zapateado. Dies ist ein wesentlicher Unterschied der Alegría zu den anderen Bailes, die ein solches Silencio nicht kennen. Alegría bedeutet Freude.
Ihre Texte handeln vielfach von Meer und Seefahrt (sie kommt vor allem aus dem Hafen von Cádiz).

Unterarten der Alegrías sind Mirabrás, Romera, Cantiña, Caracoles (eine Art „Exil-Alegrías", von den in Madrid lebenden Andalusiern gesungen).

Bulerías

Der Name wird oft auf „burlería" (Spaß, Witz) zurückgeführt; mag dies stimmen oder nicht, es ist passend. Tatsächlich kann die Bulería äußerst komisch sein, da sie aber variabel ist, ist es auch möglich, sie ernst zu interpretieren.
Verschiedene Theorien besagen, die Bulerías sei aus der Soleá entstanden oder aus Alegrías oder Cantiñas. Ich könnte mir vorstellen, daß vielleicht irgendein Sänger, der

gerade sehr guter Stimmung war, aber nur Soleá singen konnte, dieser seine augenblickliche Stimmungslage verlieh, das heißt, sie schnell und rhythmisch sang, und dies vielleicht den Anfang der Kreation „Bulerías" bildete. Dies ist ein Möglichkeit, zu beweisen ist sie nicht, denn unsere Aufgabe ist nicht exakte Wissenschaft, sondern eine Darstellung der vielen Facetten des Flamenco, vor allem heutzutage, ohne natürlich die Geschichte unerwähnt zu lassen.

Zurück zu Bulería: Sie ist ein „cante festero" (fröhlicher, festlicher Cante), hat aber durchaus auch Jondo-Elemente und erfordert einen hohen Grad an Rhythmusgefühl – ihre besten Interpreten sind noch immer (Ausnahmen bestätigen die Regel) die Gitanos.

Ihr Compás ist zwar dem der Soleá ähnlich, wird jedoch anders akzentuiert:

1 2 3 4 5 6 7 8 9 10 11 12 (Soleá)

. . . . (Bulería, zumindest wie sie heute meist gezählt wird)

Neben der Bulería gibt es die Bulería por Soleá – sie ist langsamer und klingt auch ein bißchen nach Soleá, sowie die Soleá por Bulería – hier ist es umgekehrt, es ist eine schnellere Soleá, die Anklänge an die Bulería zeigt, der Unterschied ist sehr fein und wird nur von wenigen wirklich beherrscht.

Heute, besonders bei den junge Gitarristen, ist die Bulerías fast so etwas wie ein Favorit, da sie sehr anpassungsfähig ist und viel Improvisation erlaubt (natürlich nur dem, der sie genau kennt). Sie wird heute vielfach mit Perkussion (z.B. der kubanischen „caja" oder auch Bongos) begleitet, was durchaus reizvoll sein kann.

Tangos

Die Tangos folgen nicht, wie die meisten Cantes, einem Zwölfertakt, sondern ihr Compás hat vier Schläge, ebenso wie der von Tientos, Tarantos, Rumba und Colombiana (die letzten beiden gehören nicht direkt zum Flamenco, sondern sind „cantes de ida y vuelta" – südamerikanisch beeinflußt). Tangos bilden zusammen mit Siguiriya, Soleá und Toná einen der vier Eckpfeiler des Flamenco. Es sei ausdrücklich betont, daß sie nichts mit dem argentinischen Tango gemeinsam haben.

Die Tangos, wie die Bulerías, gehören zu den Cantes festeros. Heute werden die Tangos manchmal, zum Beispiel von *El Lebrijano,* mit arabischer Musik gemischt, was interessant klingt.

Tïentos

Die Tientos haben sich aus den Tangos entwickelt und sind im Gegensatz zu diesen langsam und getragen, sie gehören zum Cante grande (oder intermedio). Der Tanz ist, wie auch die Siguiriya, schwierig zu interpretieren, da wirkliche Begabung für Ausdruck unerläßlich ist – bei schnelleren Tänzen wie Tangos, kann es vielleicht ausreichen, daß jemand über „gracia" verfügt, bei den tragischeren Bailes jedoch muß der Tänzer wirklich über „arte" verfügen, denn um über zwei Compás hinweg nur langsam die Arme zu heben, bedarf es mehr an Ausdruckskraft und Persönlichkeit als Technik. Geschieht dies ohne „arte", wirkt es langweilig oder sogar lächerlich.

Tanguillos

Humoristische, leichte und schnelle Abart der Tangos.

Petenera

Die Petenera ist selten zu hören. Das liegt daran, daß die meisten Flamencos abergläubisch sind und diesem Cante Böses zugeschrieben wird. Wer sie singt, dem ist Unglück beschieden. Ich kenne viele, die den Raum oder das Theater verlassen, sobald irgend jemand, der diesen Aberglauben nicht teilt, eine Petenera anstimmt. Dies ist sehr schade, da eine Petenera von großer Schönheit sein kann.

Sie wird auf jüdischen Ursprung zurückgeführt, was dadurch belegt wird, daß einige der Letras von einer schönen Jüdin sprechen, die zur Synagoge geht.

Andere Letras der Petenera erzählen die Geschichte einer schönen Frau eben dieses Namens, die von einem Verehrer aus Eifersucht umgebracht wurde und von vielen beweint wird. Eine Theorie besagt, daß es diese Frau wirklich gegeben hat und sie eine Prostituierte war aus Paterna (Paternina – Petenera).

Alboreá

Die Alboreá ist der rituelle Hochzeitsgesang der Gitanos und bringt, wird er außerhalb dieser Feierlichkeiten gesungen, ebenfalls Unglück. Die Gitanos halten ihre Hochzeitsbräuche immer noch weitgehend geheim vor den Payos, die nur in ganz seltenen Fällen daran teilnehmen dürfen. Die Gitanos verehren die Jungfräulichkeit, und diese ist ein

Muß für jede unverheiratete Gitana. Bei der Hochzeit nun wird diese von einer der ältesten Frauen der Gemeinschaft mittels eines Tuches getestet. Zeigt dies nach dem Einführen Blutflecken, beginnen die Feierlichkeiten, die bis zu Tagen dauern können und alles im Überfluß bieten: Tanz, Gesang, Essen, Trinken.

Die Alboreá folgt dem Compás der Bulería, ihr Text handelt von der „novia" (Braut) und von vier roten Rosen, die erblühen (Blutflecken auf weißem Tuch).

Farruca

Die Farruca wird auf galizischen Ursprung zurück geführt. Sie hat einen 4/4-Takt und wird nicht gesungen. Ihr Tanz ist vor allem für Männer geeignet, da er sehr kraftvoll und männlich ist. Ein sehr guter Tänzer der Farruca ist *El Güito*.

Taranta

Die Taranta gehört zu den Cantes mineros aus Almería und Jaén. Sie handeln oft von Grubenarbeitern, Dunkelheit und dem seltenen Tageslicht (für den, der viele Stunden unter Tage arbeiten muß). Die Taranta ist ein Cante libre, das heißt ohne festgelegten Compás, und wird daher nicht getanzt. Ihr tanzbarer Bruder ist der

Taranto

Der Taranto ist eine Taranta im 4/4-Takt und sehr schwierig zu tanzen, da das Zusammenspiel zwischen Cante und Baile hier besonders kompliziert ist.

Die Cantes Mineros haben eine ganz besondere Stimmung, die durch ihre dissonanten in langen „rasgueados" erklingenden Akkorde hervorgerufen wird, sowie durch die ganz spezielle Tonfolge des Cante. *Felix Grande* vergleicht den endlosen rasgueo eines Taranto mit einer „sich öffnenden großen schwarzen Blume". Die Cantes Mineros haben im Gegensatz zu den anderen Cantes häufig eine ganz konkrete Aussage im Grunde politischer Natur – nur eben, wie fast alles im Flamenco, als Klage, nicht als Anklage formuliert.

Fandango de Huelva (Fandanguillo)

Der Fandango kommt vor allem aus Huelva. Er ist eher der Volksmusik zuzuordnen, ebenso wie die Sevillanas. Die Fandangos de Huelva werden in Gruppen oder zu zweit getanzt und mit Kastagnetten begleitet. Sie sind sehr fröhlich. Nun gibt es allerdings noch den

Fandango Grande

Dieser ist ein Cante libre, der, obwohl nicht direkt aus den Basis-Cantes entstanden, doch von erheblicher Tiefe sein kann, immer natürlich abhängig vom Cantaor.

Granaína

Die Granaína ist mit dem Fandango Grande verwandt, nur wurde sie in Granada entwickelt und hat einen speziellen Klang. Das gleiche gilt für die

Malagueña

Sie kommt aus Malaga, hat aber ihren Haupteinfluß ebenfalls aus dem Fandango bezogen.

Cantes de Ida y Vuelta

Ida y Vuelta bedeutet soviel wie Abreise und Heimkehr. Dies erklärt das Zustandekommen von Columbianas, Milongas, Guajiras und Rumbas, in denen spanische und südamerikanische Elemente enthalten sind und die von heimkehrenden Auswanderern zurück nach Spanien gebracht wurden. Bis zu welchem Grad spanische oder südamerikanische Elemente dominieren, ist wieder einmal Streitpunkt der Forscher, hier aber eher unbedeutend.

Die Fragen nach der genauen Reihenfolge und Zeit der Entstehung sind vielfach ungeklärt, die Flamencologen sind sich häufig uneinig, jeder hat eine eigene Theorie, und wirklich hieb- und stichfeste Beweise sind rar. Es gibt nur ganz vereinzelte schriftliche Zeugnisse, und diese meist von Reisenden in der Zeit der Romantik, in der sich viele Ausländer von Südspanien angezogen fühlten. Nur besassen jene natürlich keinerlei Kenntnisse über den Flamenco und beschrieben nur, was sie sahen, so daß auch daraus nicht viel zu entnehmen ist. Und die Flamencos selber? Sie waren – und sind zum Teil noch heute – meist des Schreibens und Lesens unkundig und singen, tanzen oder spielen lieber selbst als darüber zu schreiben.

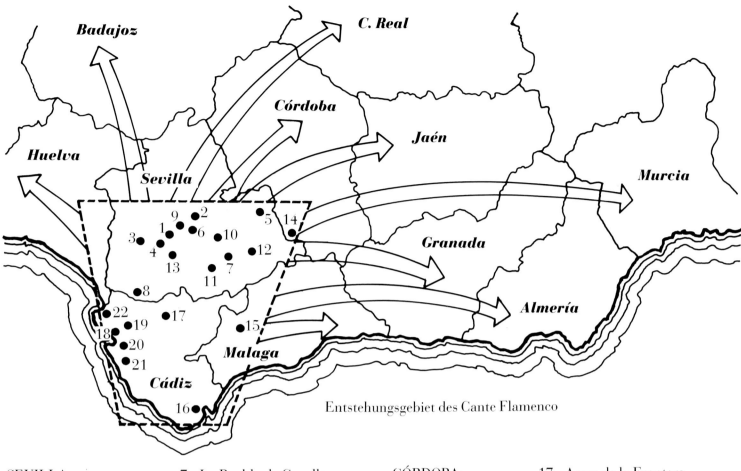

Entstehungsgebiet des Cante Flamenco

SEVILLA:		CÓRDOBA:	
1. Alcalá de Guadaira	7. La Puebla de Cazalla	14. Puente-Genil	17. Arcos de la Frontera
2. Carmona	8. Lebrija	MÁLAGA:	18. El Puerto de Santa Maria
3. Coria del Rio	9. Mairena del Alcor	15. Ronda	19. Jerez de la Frontera
4. Dos Hermanas	10. Marchena	CÁDIZ:	20. Puerto Real
5. Écija	11. Morón de la Frontera	16. Algeciras	21. San Fernando
6. El Viso del Alcor	12. Osuna		22. Sanlúcar de Barrameda
	13. Utrera		

Graphische Darstellung der „Andalucía cantaora", von Manuel Ríos Ruiz

Es gibt unterschiedliche Versuche, den Cante flamenco zu klassifizieren, was jedoch sehr schwierig ist, da es sich um ein äußerst komplexes Gebiet handelt.

Einige dieser Klassifizierungsmöglichkeiten seien hier wiedergegeben:

– nach dem Grad der Tiefe:
Cante grande oder jondo
Cante intermedio
Cante chico
Cantes aflamencados (Formen, die ursprünglich nicht zum Flamenco gehörten, jedoch von diesem beeinflußt sind).

– nach Herkunftsort:
beispielsweise Cantes de Jerez, Cantes de Cádiz, oder genauer spezifiziert, Soleá de Utrera, Siguiriya jerezana, etc.

– nach Personen:
Malagueña de Chacón, Siguiriya del Planeta, etc., benannt nach ihren „Erfindern"

– nach der Begleitung:
a palo seco; con guitarra

– nach Funktion:
Cante pa'escuchar; Cante pa'bailar

Molina und *Mairena* klassifizieren die unterschiedlichen Cantes in ihrem Werk „Mundo y Formas del Cante flamenco" folgendermaßen:

– Cantes básicos: Siguiriya, soleá, toná, tangos

– Cantes, die mit der Siguiriya verwandt sind:
Livianas, Serranas

– Mit der Soleá verwandte Cantes:
Polo, Bulerías, Caña, Alboreá, Romance

– Von der Soleá beeinflußte Cantes:
Cantiñas, Alegrías, Romeras, Mirabrás, Caracoles

– Mit der Toná verwandte Cantes:
Saeta, Martinete, Debla, Carcelera

– Cantes Flamencos, die aus dem Fandango Andaluz entstanden sind: Cantes levantinos (Taranta, Cartagenera, Minera); Fandangos, Malagueñas

– Cantes, die der andalusischen Folklore entstammen:
Petenera, Sevillana, Nanas, Villancicos, Campanilleros, Bambas, Trilleras, Pajaronas, Temporeras, Marianas

– Cantes, die aus der galizisch-asturianischen Folklore entstanden:
Farruca, Garrotín

– aus amerikanischer Folklore entstandene:
Guajiras, Colombianas, Habaneras, Milongas, Vidalitas, Rumbas

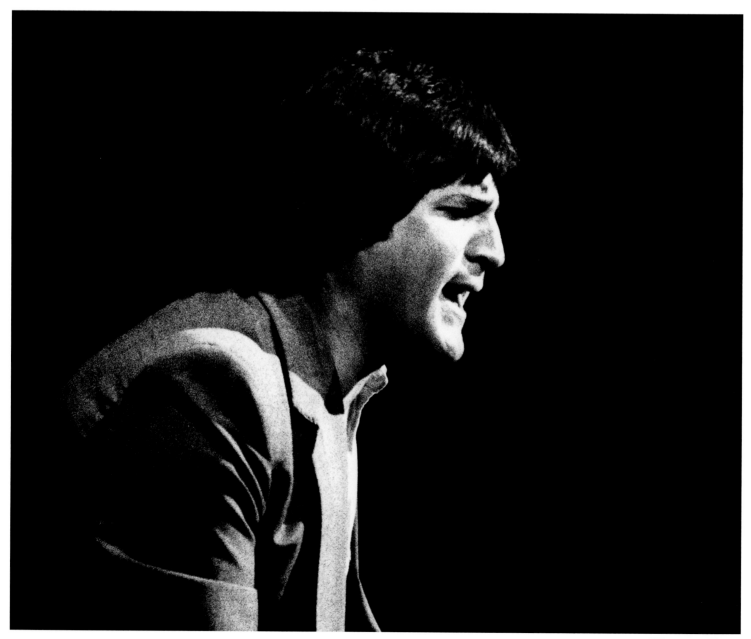

Vicente Soto

Stammbaum des Cante nach Donn E. Pohren

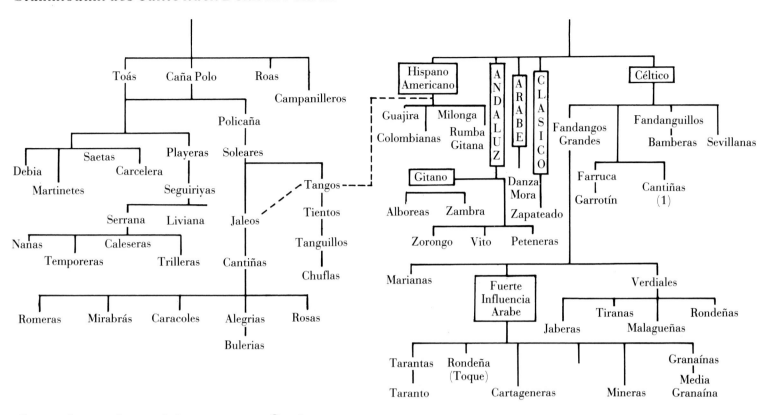

Stammbaum der meistgesungenen Cantes
(zur Erleichterung eines Gesamtüberblicks)

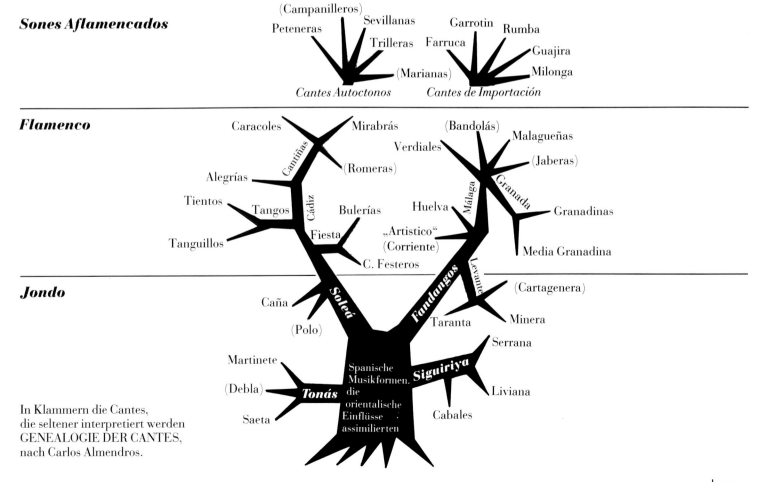

In Klammern die Cantes,
die seltener interpretiert werden
GENEALOGIE DER CANTES,
nach Carlos Almendros.

Die Dynastie der Ortega

Die *Ortegas*, ursprünglich aus Cádiz, sind ein typisches Beispiel für die Flamenco-Dynastien der Vergangenheit, als jedes Familienmitglied, von Großmutter bis Enkelkind, mit dem Flamenco zu tun hatte. Bei Familienanlässen trat jeder auf, obwohl hier nur diejenigen als Künstler aufgeführt sind, die dies professionell betrieben. Bis vor kurzem gehörten die Mitglieder der Flamenco-Dynastien und ihrer Partner, der Stierkampf-Dynastien, eng zusammen. In diesem Stammbaum, der von ca. 1800 bis heute reicht, sehen wir, daß die Ortegas Mitglieder anderer berühmter Flamenco- und Stierkampffamilien heirateten, dazu gehörten: Flamenco – die *Ezpeleta (Ignacio)*, die *Jímenez (Enrique el Mellizo)* und die *Pavón (Arturo, Tomás)* und die *Niña de los Peines)*; Stierkampf – die *Gómez (Fernando „El Gallo"* und seine berühmten Söhne *Joselito „El Gallo"* und *Rafael „El Gallo")*, *Ignacio Sanchez Mejías*, *Manolo Martín Vázquez* usw.

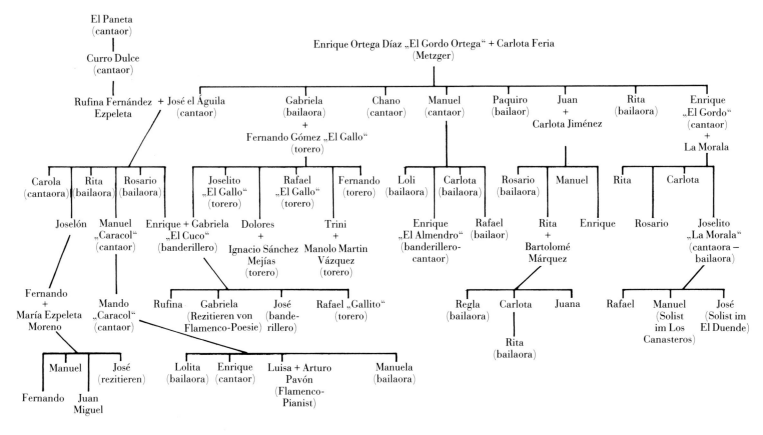

Text und Stammbaum mit freundlicher Genehmigung von
Donn E. Pohren*

*aus: The Art of Flamenco, S. 55
zu beziehen bei:
Society of Spanish Studies, Apartado de Correos 83,
28230 las Rozas de Madrid, Spain

Cantaores
und Cantaoras

Als erster Cantaor der Geschichte wird *Tío Luís el de la Juliana* erwähnt, der ca. 1780 gelebt haben soll und aus Jerez stammte. Informationen über ihn sind sehr vage und nicht nachprüfbar. Um 1800 lebte *El Planeta*, der als erster die Siguiriyas gesungen haben soll. Noch heute bestehen die Siguiriyas del Planeta, die archaischste Form dieses Cante, die in unserer Zeit bekannt ist.

1800 bis 1860 lebte *Diego „El Fillo"*, nach dessen rauher und rauchiger Stimme diese für den Cante jondo so geeignete Stimmqualität benannt wird, die „voz afillá" heißt (heute verfügt u.a. *Agujetas* über diese Stimmlage). Über *El Fillo* wird berichtet, daß er eine sehr spezielle Beziehung hatte zu seiner Frau, *La Andonda*, die eine ebenfalls hervorragende Cantaora war. Sie war berühmt-berüchtigt für ihren übermäßigen Stolz sowie für einen gewissen Hang zu Messerkämpfen, wagte es jemand, diesen Stolz zu beleidigen. Ihr wird die berühmte letra zugeschrieben:

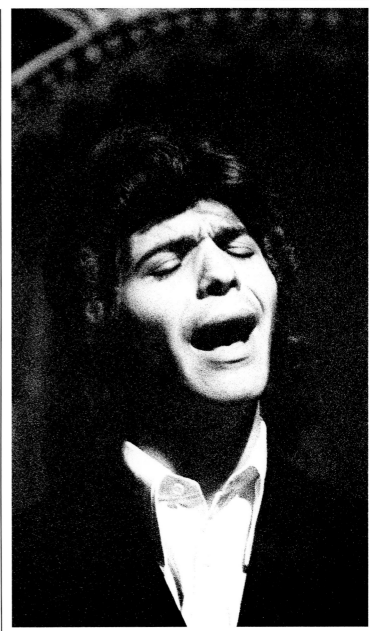

Mala punalá le den	*Sollen sie den erstechen*
a tó el que diera motivo	*der Grund gibt dafür*
que me duelen las entrañas	*mir schmerzt mein Inneres*
de jacerlo bien contigo.	*weil ich zu gut bin zu Dir.*

An ihren Mann gerichtet sang sie:

La Andonda le dijo al Fillo:	*La Andonda sagte zum Fillo:*
Anda, vete, gallo ronco,	*geh doch, heiserer Hahn*
a cantarle a los chiquillos...	*und sing für die Kinderchen...*

Ihre Liebe bewies sie ihm dann auf folgende Art:
Nach einer durchzechten Juerga gingen beide zu Fuß den weiten Weg nach Hause. Er hatte einen fürchterlichen Kater, und an einem Fluß, den sie durchqueren mußten, setzte er sich laut fluchend im Regen auf einen Stein und verwünschte alle Elemente, alle Heiligen und die Mütter seiner besten Freunde (ein schwerwiegender Fluch für einen Gitano). Er konnte nicht mehr weiter. *La Andonda*, kurzentschlossen, hievte ihn auf den Rücken und trug ihn durch den unwegsamen Fluß. Auf der anderen Seite befand sich eine kleine Gaststätte, in der eine Juerga stattfand. *El Fillo* erholte sich schnell, stürzte eine beachtliche Menge Aguardiente herunter und besang die Tat seiner Frau wie folgt (por soleá):

Yo me creía, serrana,	*Ich hatte geglaubt, Serrana,*
que tú a mí no me quería	*daß Du mich nicht liebtest*
y ahora veo claramente,	*jetzt aber weiß ich genau*
que por mí pierde la vía.	*Du würdest für mich das*
	Leben geben.

(Diese Anekdote wurde von *Aurelio Sellé* (Cantaor) weitergegeben und ist in *Donn Pohren's* „Lives and Legends of Flamenco" nachzulesen.)

Nach der durch diese Sänger geprägten Epoche der Entwicklung in den Gitanerías, weitgehend unter Ausschluß der Öffentlichkeit (eine Kunst von einer Minderheit für eine Minderheit), die ca. bis 1860 gedauert hatte, folgte die Phase der Café Cantantes, auch „Edad de Oro" (Goldenes Zeitalter) genannt, bis ca. 1910.

Diese Epoche wurde eingeleitet durch *Silverio Franconetti*, einen der wenigen Payo-Cantaores der früheren Zeit. *Franconetti* kam aus Sevilla. Er verhalf einerseits dem Flamenco zu großer Bekanntheit, indem er ihn auf die Bühnen der Cafés brachte, die regen Zulauf hatten und als Vorläufer der heutigen Tablaos angesehen werden können. Andererseits jedoch begann mit diesem Aufstieg des Flamenco auch seine Dekadenz, die bis heute andauert und immer wieder durch Bestrebungen der Wiederbelebung des Authentischen unterbrochen wird. Die Vermischung und teilweise Verweichlichung waren unaufhaltsam. Allerdings boten sich auch mehr Möglichkeiten zur Erweiterung des Spektrums, was vor allem dem Tanz zugute kam. Hatte der Flamenco bis dahin wie ein Rohdiamant bestanden, so wurde er nun auf unterschiedlichste Arten geschliffen und gefaßt – mit gutem oder schlechtem Geschmack.

Silverio Franconetti war ein hervorragender Cantaor, der als Cantaor „largo" (im Gegensatz zu „corto", kurz) alle Cantes beherrschte und sie auf unnachahmliche Weise sang. *Federico García Lorca* dichtete über ihn: (Poema del Cante Jondo, deutsch von Enrique Beck):

Halb Italiener,
Halb Flamenco –
wie nur mocht er singen,
jener Silverio?
Italiens fülliger Honig
mit unserer Zitrone
floß in der wehen Klage
des Siguiriyeros.
Sein Aufschrei war entsetzlich.
Die Alten erzählten,
daß die Haare sich gesträubt,
auch sei das Spiegelsilber aufgesprungen.
Er drang durch alle Töne –
keinen brach er.
Ein Schöpfer und zugleich
war er ein Gärtner.
War ein Schöpfer und schuf Lauben
für die Stille.
Doch seine Melodie
schläft lang schon mit den Echos.
Vollendet rein und gütig.
Nun mit den letzten Echos!

Folgende Anekdote wird über ihn berichtet:

Um 1850 ging er nach Montevideo, wurde dort Picador, später Soldat. Man erinnerte sich in seiner Heimatstadt Sevilla schon weniger an ihn persönlich als an seinen Cante, der so einzigartig war, daß man ihn nicht so schnell vergessen konnte. Man glaubte, er sei gestorben. Andere Cantaores versuchten vergeblich, seinen Stil und seine Kraft nachzuahmen.

Eines Nachts, im berühmten Café Silverio, erschien ein gut gekleideter Herr, noch jugendlich trotz der ergrauten Schläfen, angetan mit Goldkette und Brillanten. Er bestellte eine gute Flasche Sherry. Als die Vorstellung offiziell beendet war, bat er um Fortsetzung in privatem Rahmen. Die Künstler tanzten, sangen und spielten für den reichen Unbekannten, der sich dies einiges kosten ließ. Die Fiesta ging bis in die späten Morgenstunden – und was einige bereits befürchtet hatten, geschah: Der Unbekannte Payo bat um einen Toque por Siguiriyas, ausgerechnet der Cante, der über den höchsten Grad an Jondura verfügt und die Spezialität der Gitanos ist! Da gab es den einen oder anderen, der seinen Nachbarn mit verhaltenem Grinsen mit dem Ellenbogen anstieß, man belächelte den wagemutigen Fremden, natürlich ohne daß dieser es merkte. Der Gitarrist tat wie ihm geheißen, und der Unbekannte begann mit der „salida" (Beginn des Cante) der Siguiriya. Die Szenerie änderte sich mit einem Schlag – Kichern und verstohlene Seitenblicke verschwanden, die Anwesenden lauschten gebannt, Bewunderung und Begeisterung lag auf ihren Gesichtern. Sie hingen an den Lippen des Fremden, folgten den Modulationen seiner Stimme, viele weinten. Als er die klassische Siguiriya des Meisters beendete:

La malita lengua	*Böse Zungen*
que de mí murmura	*die über mich flüstern*
yo la cogiera por en medio	*nehm ich und zerreisse sie*
y la dejara muda.	*bis sie verstummen.*

„Halt!" rief eine ältere Tänzerin, die sich anfangs am wenigsten geneigt gezeigt hatte, den Eindringling anzuhören, „Es gibt nur eine Person, die diesen Cante singen kann. Und diese Person…
„Ja" fragte lächelnd der Fremde.
„Diese Person sind Sie, Señor Silverio!"
Der Señor Silverio! Señor Silverio war nach Sevilla zurückgekehrt! Die Nachricht verbreitete sich wie der Wind.
Und in dieser Nacht sang *Silverio Franconetti* bis zum Morgengrauen sein ganzes Repertoire an Siguiriyas, Tonás, Serranas usw., wie er vielleicht nicht noch einmal in seinem Leben singen würde.
(aus *Manuel Machado*: Obras Completas)

La Fernanda de Utrera

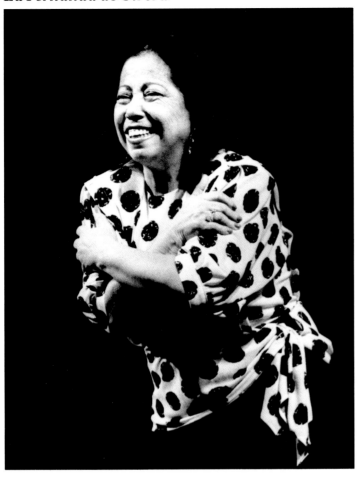

Der große Rivale von *Silverio Franconetti* war *Tomás el Nitri* (1830 – 1890), ein Gitano, der zu den größten Meistern des Cante jondo gehörte. Beide, *Franconetti* und *El Nitri* waren Schüler des *El Fillo* gewesen. *El Nitri* hatte als erster Sänger den „Llave de oro del Cante" erhalten – den Goldenen Schlüssel des Cante, eine hohe Auszeichnung, die allerdings einigen anderen gerechterweise ebenfalls hätte zuteil werden müssen. *El Nitri* weigerte sich konstant, vor *Franconetti* zu singen, worin nicht nur die persönliche Rivalität, sondern auch die von Gitano zu Payo ersichtlich ist. *(Franconetti* war zwar Payo und zu einem Viertel Italiener, war jedoch unter Gitanos aufgewachsen und hatte von *El Fillo* den Cante Gitano gelernt. Sein Cante war der Tradition der Gitanos sehr verpflichtet).

El Nitri gehörte zu den Exzentrikern des Flamenco – er sang nur, wenn ihm Stimmung, Umgebung, Publikum zusagten und war ein großer Verteidiger der Reinheit des Cante jondo. Für ihn war der Cante Teil seines Lebens und Ausdruck desselben. *El Nitri* konnte sich nicht auf festgesetzte Stunden, in denen er in den Cafés singen sollte, einstellen. Sein Cante war von seiner momentanen Stimmung abhängig und ließ sich nicht in Stundenpläne pressen. Wie für alle Kompromißlosen unter den Flamencos hatte diese Einstellung sicherlich finanzielle Folgen. Sie nahmen jedoch Armut in Kauf, um nicht ihren geliebten

Cante zu abrufbarer Routine zu machen. Wie viele Sänger, starb *Tomás el Nitri* an Tuberkulose (während der schwierigen Tercios seines Cante hatte er manchmal Blut im Mund).

El Loco Mateo (loco heißt verrückt) war ein anderer großer Cantaor jener Epoche. Er litt unter Schüben von Wahnsinn und war von einer starken inneren Unruhe, die ihn manchmal zwang, während eines Cante aufzustehen und hinauszugehen, um in den Himmel zu starren. Oft brach er während einer besonders traurigen Letra in Schluchzen aus oder, je nach Text, in rasende Wut. Sein Gesang (besonders por Soleá) soll von schier unbeschreiblicher Intensität gewesen sein, sicher auch gerade wegen seines besonderen Geisteszustandes. Es gab viele außergewöhnliche Sänger, die ein bißchen verrückt oder zumindest sehr exzentrisch waren: *Manuel Torre*, der zu den Exzentrikern gehörte: *Tomás Pavón; El Macandé* (macandé ist caló für verrückt, wahnsinnig), der im Irrenhaus starb, wo ihn seine Anhänger und Freunde (u.a. *Manolo Caracol)* besuchten und unter Tränen seinen unglaublichen Siguiriyas lauschten. Wer sich so weit vorwagt, und so viel gibt, wie es ein wirklich profunder Sänger tut, und damit an die Grenzen seiner Kraft und Emotion stößt, ist in Gefahr.

Einer der letzten großen Sänger des 19. Jahrhunderts war *Enrique el Mellizo* aus Cádiz, der vor allem den Malagueñas einen ganz persönlichen Stil verlieh: *Manuel Torre* soll einmal, einer Malagueña des *Mellizo* lauschend, vor Ergriffenheit ein Glas zerbissen haben.

Zahlenmäßig zwar in der Minderheit, gab und gibt es doch berühmte Cantaoras, Flamenco-Sängerinnen. *La Andonda*, die berühmt-berüchtigte Frau des *El Fillo*, war eine der ersten, die es zu großer Bekanntheit innerhalb der Flamenco-Welt gebracht hatten.

Als größte Interpretin der Soleares wurde *Mercedes la Sarneta* gerühmt, deren Gesang von unvergleichlichem Duende gewesen sein soll, der, gepaart mit ihrem wunderschönen Gesicht, seine Wirkung nie verfehlte. Eine hervorragende Cantaora der heutigen Zeit, *Fernanda de Utrera*, interpretiert unnachahmlich den Stil der *Sarneta*.

Neben der Familie, dem Hunger, dem Leid, ist die Liebe eines der Hauptthemen der Letras. Es kann eine schmerzliche Liebe sein, enttäuscht oder geheimgehalten, was sicher auch durch die geltende Moral zu erklären ist, die vielleicht vielen Beziehungen im Wege stand. Es ist allerdings nicht alles Trauer, Unglück und Tod im Flamenco – auch für Humor und Liebesglück ist Platz. Es gibt wunderschöne Letras, die in poetischen Vergleichen die geliebte Person preisen: Eres la rosa fragrante del jardín de mi deseo (Du bist die duftende Rose des Gartens meiner Begierde). Vor allem die Frauen hatten es schwer auf diesem Gebiet, da sie meist (vor allem die Gitanas) in sehr jungen Jahren verheiratet wurden und keinerlei Freiheiten in Bezug auf Liebesbeziehungen hatten. Nahmen sie sich diese Freiheiten dennoch, so verloren sie jeden Respekt und hatten keine Chancen mehr zu heiraten. Auch *la Sarneta* hatte eine unglücklich endende Liebesaffäre und sang häufig folgende Copla:

Me acuerdo de cuanco puse	Ich denke daran wie mein Gesicht
sobre tu cara la mía,	ich an das Deine legte,
y suspirando te dije:	und seufzend Dir sagte:
Serrano, yo estoy perdía.	Serrano, ich bin verloren.

oder:

Me acuesto sobre la cama,	Ich liege auf meinem Bett,
a mi corazón, de ducas,	mein Herz, in Trauer,
se le cayeron las alas.	hat seine Flügel verloren.

Eine weitere berühmte Cantaora war *Dolores la Parrala*, von Lorca in seinem Gedicht vom Cante Jondo wie folgt bedichtet (deutsch von Enrique Beck):

Lampen aus Kristall
und grüne Spiegel.
Auf dunkler Bretterbühne
ergeht sich die Parrala
in einer Unterhaltung
mit dem Tode.
Sie ruft ihn,
er kommt nicht,
sie ruft nach ihm und ruft.
Es atmen
die Leute ein das Schluchzen.
Und in den grünen Spiegeln
verschwimmen lange Schleppen
aus Seide.

Viele Cantaoras waren Spezialistinnen im Cante por Soleá und schufen wunderschöne und traurige Letras:

La vía me está quitando	Das Leben scheint mich zu verlassen,
Serrano, con tu partía,	Serrano, weil Du gehst;
y yo en vez de aborrecerte	doch statt Dich zu hassen,
te quiero más cada día.	liebe ich Dich mit jedem Tag mehr.

oder:

Yo no siento que te vayas,	Ich bedaure nicht daß Du gehst,
lo que siento es que te llevas	ich bedaure, daß Du
la sangre de mis venas.	das Blut aus meinen Adern nimmst.

Viel Fatalismus schwingt hier mit, wie so häufig im Flamenco: Die Situation wird beklagt, aber nicht zu ändern gesucht, man ergibt sich in sein Schicksal. Diese Frauen litten wohl unter der Ungerechtigkeit der durch die Araber geprägten andalusischen Moralvorstellungen, kämpften jedoch nicht dagegen. Sie kämpften nur indirekt, duch die Klage ihres Cante.

Das Klischee von der armen, unterdrückten Frau gerät jedoch ein wenig ins Wanken, betrachtet man, wie stark und selbstbewußt und ihrer Weiblichkeit bewußt gerade viele Flamencas waren und sind. Sie brechen nicht oder nur selten die Normen, innerhalb dieser Normen jedoch bewegen sie sich mit Grandeza und Charakter. Der Flamenco, und auch die Welt, der er entstammt, ist voller Widersprüche und schwierig zu begreifen.

Wie die letztgenannten Sänger und Sängerinnen lebte auch *Diego Bermúdez „El Tenazas""* zur Jahrhundertwende, allerdings noch darüber hinaus, so daß er 1922 am Concurso de Cante Jondo in Granada teilnehmen konnte. Bis zu diesem Tage praktisch unbekannt, war er die große Überraschung am von *de Falla* und *Lorca* organisierten Wettbewerb – eine Schatzkammer alter Cantes, vorwiegend der Schule von *El Fillo* und *Silverio Franconetti*. Der Wettbewerb war für Nicht-Professionelle organisiert worden, Professionelle wie *Manuel Torre, Pastora Pavón* u.a. nahmen außer Konkurrenz daran teil. Als ein solcher Nicht-Professioneller kam nun *Tenazas* im Alter von 65 Jahren zu Fuß von Puente Genil nach Granada (ein 3-Tagemarsch).

Trotz seines Alters und der Tatsache, daß ein Lungenflügel bei einem Messerkampf verletzt worden war und er deshalb eigentlich nicht mehr zu singen pflegte, trotz seiner überdies für den Cante jondo eher ungeeigneten hellen Stimme waren sein Duende und seine Kenntnis aller Cantes und vieler Stile so überwältigend, daß man ihm den 1. Preis verlieh. Nach dem Concurso ging er, wie er gekommen war, und lebte unbekannt und in Armut weitere 7 Jahre.

1865 bis 1929 lebte der Cantaor, der es wohl zum größten Ruhm brachte und dem sogar der Titel „Don" verliehen wurde, eine damals nur für Adlige gebräuchliche Anrede, ein absoluter Einzelfall in der Geschichte des Cante. *Antonio Chacón – Don Antonio Chacón* – verfügte über eine süßliche Falsettstimme – sein Haupthinderungsgrund, den von ihm so geliebten Cante Gitano zu interpretieren. Er war zwar im Zigeunerviertel von Jerez aufgewachsen und besaß eine große Kenntnis ihrer Cantes, aber seine Stimme war einfach besser geeignet für den Cante Andaluz – die Malagueñas, Granaínas, Tarantas usw. Er hatte mit seiner melodiösen Art der Interpretation des Cante intermedio großen Erfolg.

Unwissentlich und ungewollt beeinflußte er so die Entwicklung in Richtung „Opera Flamenca", sprich Versüßlichung und Verkitschung. Sein eigener Cante war nicht verkitscht, er sprach einfach wegen seiner Stimmqualität ein größeres Publikum an. Er selbst war Purist und sang mit Emotion, Duende und Geschmack. Seine Nachahmer waren es, die die Reinheit des Cante zerstörten – sie imitierten die süße Stimme *Chacóns*, ohne über seinen Duende und guten Geschmack zu verfügen. Das Publikum bekam bald nur noch Malagueñas und Granaínas, Fandangos und Fandanguillos zu hören, vergessen waren Toná, Siguiriya, Bulería und Soleá. Der Cante Gitano wurde verdrängt. Die leichte Kost des Cante intermedio und chico war verdaulicher für die großen Massen, die oberflächliche Unterhaltung suchten, nicht jedoch Tiefe und Emotion.

Für *Chacón* selbst muß diese Entwicklung sehr traurig gewesen sein, für die er gewissermaßen, ohne es zu wollen, den Grundstein gelegt hatte. Seine große Leidenschaft war es, Juergas zu organisieren (in denen er sein gesamtes Vermögen ausgab), um wahren Cante Gitano zu hören. Für ihn war der größte jemals existierende Cantaor *Manuel Torre*.

Manuel Torre (1878 – 1933) gehörte zu den genialen Exzentrikern – ein schwieriger Charakter, aber nach einhelliger Meinung einer der großartigsten Sänger, die es je gab. Ähnlich wie bei *Paula* im Stierkampf waren es auch bei *Torre* Momente, in denen sein tiefster Duende zum Ausdruck kam. Oft sang er mittelmäßig oder weigerte sich schlicht und schickte alle zum Teufel, die ihn zum Singen drängen wollten. Bei Künstlern dieser Art muß man abwarten können, Geduld haben, sie niemals drängen. Oft nahm er seine englischen Jagdhunde, seine große Leidenschaft, mit an eine Juerga und sprach, anstatt zu singen, stundenlang über diese Tiere, während die Aficionados ungeduldig auf den Moment warteten, in dem der Meister sich inspiriert fühlen würde. Hatten sie Glück und dieser Moment kam, so sahen sie eine Verwandlung vor sich gehen: Sein Gesicht nahm einen wilden Ausdruck an, die Adern schwollen an, er stieß ein paar Mal mit seinem Stock auf den Boden, und es entstand atemlose Stille. Nun begann er, eine seiner unglaublichen Siguiriyas zu singen „que quitan el sentío", daß es einem die Sinne raubte.

Ein Gespräch zwischen zwei Cantaores über *Torre* und *Chacón*: „Sicher, *Antonio Chacón* war der bessere Sänger, aber *Manuel Torre*, wenn man ihn in einem guten Moment erwischte, war einzigartig." – „Sein Cante verletzte das Herz auf unbeschreibliche Weise. Auch *Chacón* konnte starke Emotionen hervorrufen, aber ein Duende wie der von *Manuel Torre* wird nicht so leicht noch mal zu finden sein. Sein Nachteil war, daß er nur dann gut sang, wenn er sich inspiriert fühlte, während *Chacón* immer ausgezeichnet sang."

Und *Juan Talegas* (Cantaor) erinnert sich an den Meister: „Wer mich am meisten beeindruckt hat, war *Manuel*

Torre. Guter Cante schmerzt, er macht nicht fröhlich, er schmerzt. Und ich habe niemanden gehört, dessen Cante so schmerzte. *Manuel* machte Sachen, die keine Erklärung hatten. Er sagte den Cante auf eine Weise, daß es Dich verrückt machte. Du hörtest ihn einmal und konntest es nie mehr vergessen. Sein Cante ging einem nicht mehr aus dem Sinn. Ein Echo, ein so eigenartiges „ay" – mit nichts und niemandem zu vergleichen. (...) Er schien unter Strom zu stehen, wenn er sang."

García Lorca berichtet, wie *Torre* eines Tages einem Nocturno von *de Falla* zuhörte, diesen voller Begeisterung ansah und sagte: „Alles, was sonidos negros (schwarze Töne) hat, hat Duende." – „Was sind schwarze Töne?" – „Ducas negras (ducas – caló für Schmerz, negras – schwarz)", antwortete der Gitano.

Torre war der erste Cantaor, der mit „voz natural" sang, während vorher bei den Gitanos die „voz afillá" vorherrschend gewesen war. Die Voz natural wird direkt aus der Lunge produziert, ist weniger rauh als die Voz afillá und sehr kräftig. Er sang Cantes aller Art, von Tonás über Soleares zu Tarantas, Tangos, Bulerías usw. – Seine Spezialität jedoch waren die Siguiriyas, hier fand er die größte Ausdrucksmöglichkeit für seine schwarzen Stimmungen. Aber er konnte auch Bulerías singen von überschäumender Fröhlichkeit und Lebensfreude und war immer spontan und kreativ in seinen Interpretationen der einzelnen Cantes. Die berühmteste seiner Kreationen ist eine sehr schwierig zu singende Siguiriya, die wie folgt beginnt und noch heute viel gesungen wird:

Era un día senalaíto	*Der Tag war gezeichnet*
de Santiago y	*durch Santiago und*
Santa Ana	*Santa Ana*
Le rogué a Dios	*Ich flehte zu Gott*
que aliviara las ducas	*er möge die Pein*
a la mare mía de mi corazón.	*meiner Mutter lindern.*

Eine lange Liebesbeziehung verband *Manuel Torre* mit *Pastora Pavón* „La Niña de los Peines". Was für ein Paar muß das gewesen sein, er der Genius des männlichen Cante und sie eine ihm in keiner Weise nachstehende Cantaora, beide bestimmend für den Cante während Jahrzehnten und über ihren Tod hinaus! Wie die meisten wirklich profunden Cantaores erlangte auch *Pastora Pavón* keinen breiten Ruhm, nur im Kreise der Aficionados wurde sie als das verehrt, was sie war: die Königin des Cante. Zu weitaus größerem Ruhm brachten es die Sänger der Opera Flamenca – *Juanito Valderrama*, *Pepe Marchena* etc., sie erreichten durch ihre Kompromisse an den Geschmack des breiten Publikums Wohlstand und Popularität. Sie degradierten den Cante zu einem banalen Singspiel – und dies teilweise wider besseres Wissen und Können, schlicht und einfach des Geldes wegen. Hier fand das Publikum seine oberflächliche Unterhaltung, hier war kein Platz für die Kunst einer *Pastora Pavón*. Innerhalb der Flamenco-Welt jedoch wurde sie verehrt als größte weibliche Cantaora der Epoche.

Ihre Brüder, *Tomás* und *Arturo Pavón* (dessen Sohn, *Arturo Pavón*, hijo, einer der wenigen Flamenco-Pianisten ist) waren ebenfalls Cantaores. Arturo erlangte keinen großen Bekanntheitsgrad, sang nur für Freunde und ohne je Geld dafür zu nehmen. Er war zurückhaltend und verbrachte sein ganzes Leben in Sevilla.

Tomás Pavón war, wie sein Bruder, von in-sich-gekehrter Natur und sang fast nie vor großem Publikum. Seine Zuhörer waren Freunde und Aficionados, um so mehr spricht es für seinen Cante, daß er dennoch zu einer dominierenden Figur der Epoche zwischen den dreißiger und den fünfziger Jahren wurde. Sowohl er als auch *Pastora* belebten mit Vorliebe alte, fast vergessene Cantes neu (alte Stile der Deblas und Tonás). Auch er lebte und starb in Sevilla.

Wie alle zuletzt genannten Cantaores, alle ernsthafte Interpreten des reinen Cante, mußte auch er die Verkitschung und Entstellung des Flamenco miterleben, die sich in der Zeit der Opera Flamenca abspielte (1910 bis 1950). Operettenhafte Handlungen wurden Gegenstand dieser Singspiele, deren Protagonisten in der Regel weder schauspielerische noch sonstige Qualitäten besaßen. Süßliche Tenorstimmen sangen Zarzuela-Arien, das gesamte Spektrum der Cantes de Ida y Vuelta (Milongas, Guajiras, Colombianas etc.) sowie endlose Fandanguillos, deren Texte meist mit der Handlung des „Singspiels" in Zusammenhang standen. Oft waren die bekanntesten Sänger (das Wort Cantaor möchte ich in diesem Zusammenhang vermeiden) dieser Ära – *Pepe Pinto, Manolo Escobar, Rafael Farina, Niña de la Puebla, Pepe Marchena, Juanito Valderrama* u.a. – durchaus in der Lage, guten Flamenco zu singen, taten dies aber entweder nicht oder nur im Kreise von Familie und engen Freunden, aus einem einzigen Grund, und der heißt: Geld. Sie prostituierten ihre Kunst und damit sich selbst. Das berühmteste Beispiel für dieses Nebeneinander von größter Verunstaltung des Cante und seiner reinsten und tiefsten Darbietung war wohl *Manolo Caracol* aus der Familie der *Ortega*.

Caracol führte kitschige Orchesterarrangements für Cante ein, schreckte vor keinem Klischee zurück und war doch einer der ergreifendsten Cantaores, die die Welt gekannt hat, wenn er den reinen Cante Gitano interpretierte.

Er war ein extravaganter Mann, berühmt für seine orgienhaften Juergas, die unglaubliche Mengen Geld kosteten und tagelang dauerten. Seine Gästeliste umfaßte Grafen, Prostituierte, Gitanos. Er liebte es, als spendabler und brillanter Gastgeber im Mittelpunkt zu stehen und war

von seiner Genialität überzeugt: Er sei der einzig gute Cantaor seiner Zeit, behauptete er gerne.

1922, als er noch ein Junge war, hatte er den Granada-Concurso gewonnen. In den vierziger Jahren bildete er ein Duo mit *Lola Flores* (eine heute noch bekannte Sängerin des spanischen Show-Business, die aber durchaus Flamenco-Qualitäten besitzt) und war immer und überall erfolgreich. In Mexico City führte er ein Tablao und leitete später das berühmte Madrider Tablao „Los Canasteros" und blieb während dieser Zeit der Tradition des Flamenco puro erfreulicherweise weitgehend treu.

Ist von *Manolo Caracol* die Rede, so fällt unweigerlich ein anderer Name: *Antonio Mairena*. Die Anhängerschaft beider bildeten so etwas wie zwei Lager. Es wird von „mairenismo" und „caracolismo" gesprochen, wobei ersteres für Purismus und letzteres für unbegrenzte künstlerische Freiheit steht. *Caracol's* Anhänger werfen *Mairena* vor, er würde den Cante auf eine museale Kunst beschränken, Mairenisten sprechen sich vehement gegen *Caracol's* These aus, wer Flamenco sei, bliebe es, auch wenn er eine Posaune spiele.

Antonio Mairena war einer der Sänger mit dem umfassendsten Wissen über den Cante. Er kannte und erforschte fast alle Stile, jeden Cante, mochte er auch noch so alt und selten sein. Als einer der wenigen Gitanos war er wissenschaftlich tätig, zusammen mit *Ricardo Molina*. Nicht zuletzt durch ihn entstand mitten in der Zeit der Opera Flamenca eine Art Gegenbewegung der Puristen. Mairena kämpfte für die Renaissance des reinen Cante. Dies hatte natürlich finanzielle Folgen für ihn, denn da er nicht bereit war, Kompromisse einzugehen, gingen ihm viele Verträge verloren.

Erst in den sechziger Jahren zeigten seine Bemühungen Erfolg – er erhielt den „Goldenen Schlüssel des Cante" und wurde zu vielen Festivals eingeladen. Anthologien wurden aufgenommen (sie seien jedem Cante-Interessierten sehr empfohlen), zusammen mit *Ricardo Molina* schrieb er das wichtige Werk „Mundo y Formas del Cante Flamenco", ein absolutes Muß für den an der Flamencologie Interessierten. *Pohren* beschreibt in seinem biographischen Werk „Lives and Legends of Flamenco" die zwei Punkte, die in Zusammenhang mit *Mairena's* Cante häufig diskutiert werden:

1. War er kreativ?
2. Besaß er viel Duende?

Zur ersten Frage vertreten seine Widersacher die Meinung, er habe den Cante um nichts Neues bereichert, habe nur bereits existierende Cantes in schon vorhandenen Stilen gesungen. *Pohren* ist der Meinung, die Wiederbelebung eines so alten Cantes wie beispielsweise dem des

Planeta bedürfe sehr wohl auch einer Kreativität, da er nur in Bruchstücken überliefert wurde und alles, was fehlt, hinzugefügt werden muß, und zwar in der Art und Weise, wie es wahrscheinlich *El Planeta* selbst getan hätte. Für *Pohren* besteht darin ein kreativer Akt – und dies ist durchaus einleuchtend.

Zur zweiten Frage heißt es oft, *Francisco* oder *Manuel Mairena*, Brüder Antonios, verfügten über mehr Duende als dieser selber, sein Cante sei kalt. *Pohren* schreibt, daß *Mairena* vielleicht gerade aufgrund seiner wissenschaftlichen Tätigkeit und seiner komplexeren, weniger primitiven Persönlichkeit gewisse Barrieren zu überwinden hat, bevor sein Duende zum Ausdruck kommt. Er brauche (wie alle Flamencos und vielleicht mehr noch als die meisten) die geeignete Umgebung und Atmosphäre – eine Juerga unter Freunden, die mit Wein und den leichteren Cantes langsam auf ihren emotionalen Höhepunkt zugeht. Erst dann käme sein wirklicher Duende zum Ausdruck und sein Cante zu wahrer Größe.

Unter den größten Sängern unserer Zeit finden sich zwei Cantaoras, die fast immer gemeinsam auftreten: die Schwestern *Fernanda* und *Bernarda de Utrera* (in den zwanziger Jahren in Utrera geboren).

Fernandas Cante por Soleá sucht seinesgleichen an Wärme und Ausdruckskraft. Sie besitzt nicht die breite Kenntnis aller Cantes und Stilarten, über die zum Beispiel *Pastora Pavón* verfügte, sie beschränkt sich auf die Cantes de Utrera. Diese allerdings singt sie hervorragend und mit viel Duende.

Bernarda ist <u>die</u> Spezialistin für Bulerías, die sie auf die nur den Gitanos eigene wilde und unglaublich rhythmische Art und Weise singt. Auch andere Cantes aus Utrera beherrscht sie sehr gut.

Zu den heute noch lebenden wenigen Cantaores der alten Schule gehört auch *Manuel Soto „Sordera"*. Gitano aus Jerez, aus dem so tief mit der Flamenco-Tradition verbundenen Barrio Santiago, ist er einer der tragischen Cantaores, die den für Jerez so typischen Stil und Duende besitzen (die kürzlich verstorbene *Tía Anica „La Piriñaca"* war ein anderes Beispiel für diesen Stil). Entfernt verwandt mit *Manuel Torre* (der *Soto Loreto* hieß) und mit vielen anderen Künstlern, trägt seine Familie ein großes Erbe in sich. Fragt man *Manuel Soto* über seine Jugend, berichtet er enthusiastisch von den Juergas, dem ständigen engen Kontakt mit Menschen, die es lieben, den Moment zu leben und in all seiner Intensität zu genießen (wie es so charakteristisch ist für viele Flamencos). Als Junge schon nahm er aktiv an diesen Zusammenkünften teil. Er hörte die Alten singen, in den Ventas und Tabernas von Jerez, bei billigem Wein oder gutem, wenn jemand viel verdient hatte. Jeder sang und tanzte, auch über 70 Jahre. Er hat so Nacht für Nacht die Tercios der großen Meister in sich aufgesogen, die diese wiederum von ihren Vorgängern, den Mythen des Cante, hatten. Dieses wichtige Erbe charakterisiert seinen Cante (sein Sohn, *Vicente Soto*, und sein Neffe, *José Mercé*, haben diese Tradition in ihrem Cante ebenfalls weitgehend beibehalten).

Für ihn ist Jerez die Wiege des Cante – hier wurden die meisten Sänger geboren, und andere, die nicht aus Jerez stammten, kamen dorthin um zu lernen, wie *Caracol* oder *Mairena*, der in Jerez verliebt war und viele Nächte dort verbrachte.

„Ich mag den reinen Flamenco, der mich ergreift. Terremoto zum Beispiel, mit seinem 'eco', animalisch und wild, ohne Kopf; die Cantaores mit Kopf können weniger herüberbringen, 'no se pueden romper' – sie können sich nicht vergessen." Für ihn, den tragischen Cantaor, sind die feinen Stimmen eines Pepe Marchenas und seiner Kollegen unverständlich: „Sie sagen, er sei ein großer Künstler; ich weiß es nicht. Als Cantaor auf jeden Fall sagte er absolut nichts aus 'no decía ná'. Es heißt, er habe ein Auto besessen und Champagner getrunken – das ist gut möglich."

„Um por Siguiriyas zu singen, mußt Du leiden können und eine große Konzentrationsfähigkeit besitzen. Einen Basis-Cante kann man nicht einfach so interpretieren, als wäre er irgendein Lied, hierin liegt der Unterschied des Flamenco zu den anderen Musikarten. Viele Künstler machen es sich zu leicht, weil sie damit ein größeres Publikum erreichen und auch, weil es weniger Kraft kostet. Dann behaupten sie, dies sei eine Weiterentwicklung, obgleich es doch in Wirklichkeit eine Verarmung und Entkräftung ist. Alle großen Cantaores sind in Armut gestorben – mir blüht eines Tages dasselbe. Könnte ich nur wie *Chiquetete* (einer der kommerziellen „Cantaores") Schallplatten aufnehmen und viel Geld verdienen! Aber – wie könnte ich mit einem dieser Orchesterarrangements singen?

Wie könnte ich auf meinen Cante verzichten? Unmöglich, ich kann es nicht und will es nicht." Gäbe es nur mehr Künstler mit dieser Einstellung! Es wäre besser bestellt um den Flamenco.

Da nicht auf alle Cantaores ausführlich eingegangen werden kann, seien noch ein paar Namen genannt, die nicht unerwähnt bleiben dürfen: *Juan Breva, Pepe de la Matrona, Bernardo el de los Lobitos, Pericón de Cádiz, Manolito el de la María, Juan Varea, Rafael Romero, El Chaqueta, Manolita de Jerez, La Perla de Cádiz, Juan Talegas, Fosforito, La Piriñaca, Adela la Chaqueta, Chocolate, Terremoto de Jerez, Pepe de Algeciras (Paco de Lucías Bruder), José Menese, Vicente Soto, José Mercé,*

*El Lebrijano, Enrique Morente, Carmen Linares, El Cabrero** und natürlich – *Camarón de la Isla*, der „Star" unter den heutigen Cantaores.

Carcelera

En el patio de la carcel	*Im Hofe des Gefängnisses*
está escrito con carbón:	*steht geschrieben mit Kohle:*
aqui los buenos se hacen	*Aus Guten werden hier Böse*
malos	*und aus Bösen*
y los malos se hacen peor.	*Allerschlimmste.*

Unzählige Letras auch por Siguiriyas oder anderer Cantes handeln von den Gefängnissen, denn viele Gitanos und arme Andalusier kamen wegen Diebstahl oder anderer Vergehen ins Gefängnis, waren doch diese Vergehen häufig Produkt bitterer Not.

Die Minera ist eine Taranta, deren Text von den harten Bedingungen des Grubenarbeiter-Lebens handelt:

Ay que venga la luz del día	*Soll doch das Tageslicht*
poco le importa al minero	*kommen*
que venga la luz del día	*den Minero interessiert es*
no despierte los luceros	*nicht*
en lo hondo de la mina	*soll doch das Tageslicht*
son negros todos enteros.	*kommen*
	Weck nicht die Sterne
	in der Tiefe des Stollens
	sind sie alle schwarz.

Camarón de la Isla ist das Idol der jungen Gitanos, ähnlich wie *Paco de Lucía* in der Gitarre (mit dem *Camarón* lange Zeit gemeinsam auftrat und aufnahm; heute begleitet ihn oft *Tomatito*, der dies auf sehr sensible und Camaróns Stil angepaßte Art tut). Dieser schüchterne und zurückhaltende Sänger, ohne das übliche „Roneo" (Angeberei) vieler heutiger Cantaores, ist ein Einzelfall in der Geschichte des Flamenco. Er ist der einzige, der jondo und puro singt (auch manchmal mit Ausnahmen) und es dennoch zu einem für den Flamenco untypischen breiten Ruhm gebracht hat. Seine Konzerte sind grundsätzlich ausverkauft, und dies, obwohl er manchmal nicht erscheint und 10.000 Aficionados, die den Palacio de Deportes von Madrid oder Barcelona füllen, vergeblich auf sein Erscheinen warten. Seine Anhängerschaft umfaßt wesentlich mehr Menschen als der Flamenco an sich, und mancher, der sich nie für den Flamenco interessierte, wurde durch *Camarón* zum Aficionado. Seine Platten sind die einzige guten Cante-Platten, die sich in großen Mengen verkaufen.

Schon als Kind wurde er von *Mairena, Caracol* und anderen als „niño prodigio" (Wunderkind) bezeichnet (er ist heute 38).

Wie sein Vater arbeitete er als Kind zunächst in der Schmiede, diesem typischen Gitano-Beruf, und begann schon sehr früh zu singen. Der Cante wurde bald zu seiner großen Leidenschaft. „Meine Mutter hat mich für den Cante auf die Welt gebracht. Er ist das einzige, was ich kann. Der Cante erleichtert mich, vertreibt mir schlechte Gedanken oder Stimmungen. Nicht, daß alles, was ich singe, ausschließlich von mir wäre, aber ich lege meine Seele hinein und singe so, wie ich es fühle. Der Flamenco ist ein Mysterium, es sind schwarze Töne, Inspiration, undefinierbar..."

Er ist von großer Sensibilität und wirkt immer etwas traurig. Ein Cantaor hat mir einmal gesagt: „Solo puedes cantar cuando miras hacia dentro; solo puedes comunicarte cuando cantas para tí mismo." (Man kann nur dann singen, wenn man nach innen schaut; und nur dann kann man sich mitteilen, wenn man für sich selber singt.) Der Cante ist sehr persönlich, sehr intim, er ist (oder sollte es sein) immer ein Bekenntnis der inneren Realität des Sängers, und nur wenn diese wirklich zum Ausdruck kommt, erreicht sie auf diese unvergleichliche Weise das Herz des Zuhörers, die den wahrhaft guten Flamenco charakterisiert. Und bei *Camarón* ist dies fast immer der Fall – man glaubt ihm, wenn er singt.

(Die hier erfolgten biographischen Angaben erheben keinen Anspruch auf Vollständigkeit, da dies den Rahmen des Buches sprengen würde. Es wurden nur besonders beeindruckende Namen und Anekdoten wiedergegeben. Als weiterführende Literatur sind besonders empfohlen: *Donn Pohren:* „Lives and Legends of Flamenco" und *Fernando el de Triana:* „Arte y Artistas Flamencos". Ohne diese beiden Werke wären mir viele Informationen nicht zugänglich gewesen.)

Manchmal treten Momente der emotionalen Tiefe und des „Duende" völlig unerwartet und an gänzlich ungeeigneten Orten auf. So erinnere ich mich, wie wir einmal,

---

El Cabrero, Diego Clavel und andere bilden ein bißchen eine Ausnahme unter den Flamencos, da sie eine Art konkret politischen Flamencos machen. Ihre Letras handeln oft von aktuellen Themen des heutigen Zeitgeschehens: amerikanische Militärstützpunkte, Ronald Reagan, der Papst, die ungerechte Verteilung der Reichtümer, Gefängnisse usw.. Die Übermittlung konkreter politischer Botschaften kam im traditionellen Flamenco selten vor und wirkt leicht plump. Flamenco ist Sprache des Herzens und erst in zweiter Linie, und nur im weiteren Sinne, politisch; dies liegt aber meiner Meinung nach in seiner klagenden Natur und verfehlt seine Wirkung, wird er darüber hinaus auch noch verbal formuliert. Überdies wird die Sache höchst fragwürdig, bedenkt man, daß *El Cabrero* zu den höchstbezahlten Cantaores gehört (neben *Camarón, Menese* und *Carmen Linares*), sich aber als Kommunist ausgibt und als Schafhirte (daher der Name). Er lebt in einer Villa, in deren Garten einige Schafe gehegt werden.
Zum direkteren politischen Flamenco gehören vor allem die Cantes Mineros und die Carcelera (eine Art Toná mit Texten, die von den Gefängnissen handeln).

eigentlich lustlos, in eines dieser Lokale gingen, die in Madrid zur Zeit sehr in Mode sind, und in denen Sevillanas bis 7.00 Uhr morgens zu hören und zu tanzen sind. Diese Lokale sind einer Diskothek nicht unähnlich, auch von der Lautstärke und Größe her. Bekannte hatten uns eingeladen, weil sie dort spielten (einer der typischen Jobs, von denen viele unbekannte Künstler leben) und Teil eines für solche Orte typischen, meist vorübergehend zusammengestellten Cuadros waren: 2 Tänzerinnen (die in diesem Fall auch sangen, Sevillanas und Rumbas), 1 Cantaor, 2 Gitarristen. Die „Bailaoras" müssen in diesen Shows viel lachen, alles muß schnell und effektvoll sein, auch Sex-Appeal darf nicht fehlen, ebenso wie das Klischee vom „feurigen Andalusien". Der Cante wird auf ein unbedeutendes Minimum reduziert, gerade noch gut genug, um notdürftig die ganze Show zu untermalen. Das Publikum soll animiert werden, selbst zu tanzen und sich zu unterhalten – was natürlich die Menge der Konsumierung erhöht und somit dem Geschäft zugute kommt.

Hier also, in dieser Atmosphäre, wurde an jenem Abend der Cante einmal nicht reduziert. Ein junger unbekannter Gitano aus Cádiz, ein äußerst sensibler junger Mann, zurückhaltend und ohne Roneo, fing an zu singen. Nur eine Einleitung für eine weitere Sevillanas – und die, die dafür Ohren hatten, waren vom ersten Moment an elektrisiert und lauschten atemlos. Er sang nicht fürs Publikum, auch nicht für die 5.000 Pesetas, die man ihm bezahlen würde, er sang für sich selbst, nach innen gekehrt, die Augen geschlossen oder über die Leute hinweg in die Ferne gerichtet. Er verlieh den Salidas der Sevillanas die Tiefe von Soleares, er adelte für Momente die ganze Atmosphäre dieser Stätte oberflächlichen Amusements. Später sang er eine Soleá, die einem die Haare zu Berge stehen ließ. Er selbst schien von seiner Umgebung überhaupt nichts wahrzunehmen, sang einfach, wie es ihm aus der Seele kam: Fandangos, die die Kraft von Siguiriyas hatten, Tientos und Bulerías. *Ciro* hat mir einmal gesagt: „Wenn man jemanden mit Persönlichkeit hat tanzen sehen, vergißt man es nie". Für den Cante gilt dasselbe, aber ich möchte zu Persönlichkeit noch Emotion hinzufügen, Seele, Duende. Und es ist wahr: Man vergißt es nie, es prägt sich ein für immer und man will mehr davon. Leider trifft man diese Echtheit und Tiefe häufig nicht bei den professionellen Cantaores, die sie entweder nie hatten oder sie im Laufe der Routine von Auftritt zu Auftritt verloren haben. Junger Sänger aus Cádiz – laß Dich nicht vom Show-Geschäft verderben, bewahre die wunderbare Profundität Deines Cante! Es gibt Ohren, die Dir dankbar und gefesselt lauschen!

Oft sind es auch Künstler, deren Beruf eigentlich ein anderer ist, in denen man unerwartet ganz hervorragende Sänger entdecken kann. Natürlich verfügen sie nicht über eine breite Kenntnis aller Cantes, durch die Tatsache jedoch, daß sie nicht auf Bestellung singen müssen, da dies nicht ihr Beruf ist, singen sie manchmal mit großer Emotion, wenn ihnen die Stimmung danach ist, an einer Fiesta unter Freunden oder im Kreis der Familie.

Jedem, der zum ersten Mal Cante Flamenco hört, wird auffallen, daß die Stimmen der Cantaores meist nicht nach herkömmlichen Begriffen „schön" sind. Andere Kriterien gelten hier, eine Opernstimme beispielsweise wäre völlig fehl am Platz. Die Stimmlagen der Flamenco-Sänger sind:

1. Voz afillá:
Benannt nach *El Fillo*, der über diese rauchige, heisere Stimme verfügte, die so hervorragend für den Cante Jondo geeignet ist. Sie ist vor allem bei den Gitanos zu finden (heute z.B. *Agujetas*).

2. Voz natural:
Diese Stimmlage ist ebenfalls hervorragend für den Cante jondo geeignet, sie ist voll und rund, wird direkt aus der Lunge produziert, aber in manchen Momenten von „rajo" (rauchige, heisere Kehlstimme) durchsetzt, wodurch sie mehr „flamenco" wirkt. Als erster machte *Manuel Torre* die Voz natural bekannt; *Antonio Mairena* sang mit dieser Stimme und heute *Camarón de la Isla*.

3. Voz redonda:
Wie die Voz natural wird sie aus der Lunge produziert, ihr fehlen allerdings die Momente des „rajo", wodurch sie Flamenco-Qualität einbüßt.

4. Voz fácil:
Sie ist besonders geeignet für den Cantes festeros (Tangos, Bulerías etc.). Sie ist relativ hoch, klar und frisch *(Gabriel Moreno)*.

In allen Stimmlagen ist es wichtig, über den „quejío" zu verfügen – den sich brechenden Klagelaut, der charakteristisch ist für guten Cante.

Weiterhin gibt es die

Voz de Falsete:
Für Cante jondo und Cante Gitano völlig fehl am Platz, kann sie jedoch für den Cante andaluz durchaus passend sein (Malagueñas, Granaínas etc.).
Ihr berühmtester Vertreter war *Don Antonio Chacón*. Mit der Voz de falsete kann kein quejío produziert werden, wohl aber ornamentale Wendungen uns Tremolos.

Der einzelne Cante setzt sich aus folgenden Teilen
zusammen:

– dem Temple:
Der Cantaor singt sich ein, meist durch „ay"s, konzentriert sich und stimmt sich auf den jeweiligen Cante ein.

– der Salida oder Tercio de entrada:
eine Art Einleitung

– Tercio grande:
das Herz oder der Kern des Cante

– Tercio de alivio:
Alivio heißt Erleichterung, dieser Tercio bietet dem
Cantaor eine Möglichkeit zum Kraftschöpfen für den
letzten Teil, den

– Tercio valiente:
Valiente heißt mutig – und dieser letzte Tercio erfordert
Mut und Kraft, hier wird der Sänger viel eigene Variationen
singen, es ist der kreativste Teil eines Cante und auch der
schwierigste, da hier der emotionale Höhepunkt erreicht
wird.

– Cambio oder Remate:
Hier wird der Cantaor entweder in einen verwandten,
leichteren Cante wechseln, z.B. Soleá – Bulerías, Tientos –
Tangos, wobei er jedoch die musikalische Thematik beibe-
hält; oder einfach von Moll zu Dur wechselt, was häufig bei
Siguiriyas vorkommt. Früher wurde eine Soleá häufig
ohne den Wechsel zu Bulerías beendet. Natürlich wird
durch diesen Cambio die während der Soleá aufgebaute
Stimmung zerstört und durch eine heiterere ersetzt, was
wiederum für den Fortgang der Juerga nicht ungeeignet ist.

●

Cantaores

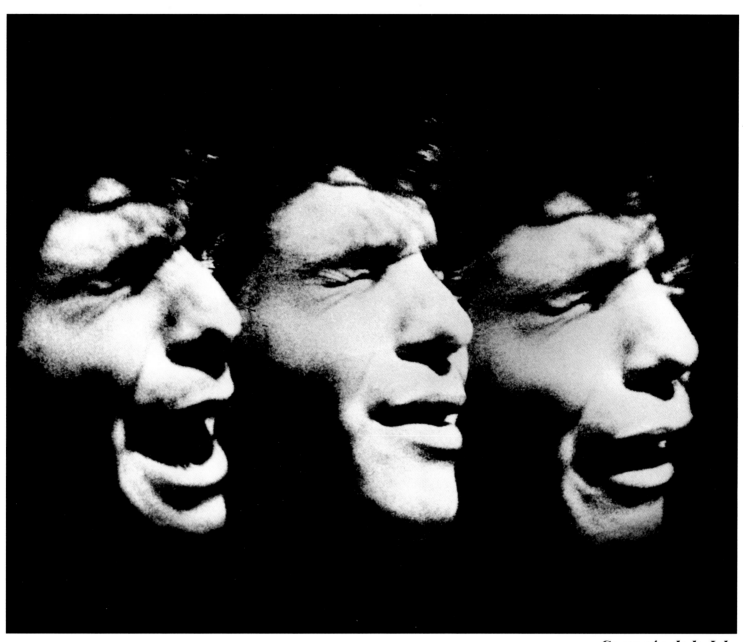

Camarón de la Isla

Pansequito

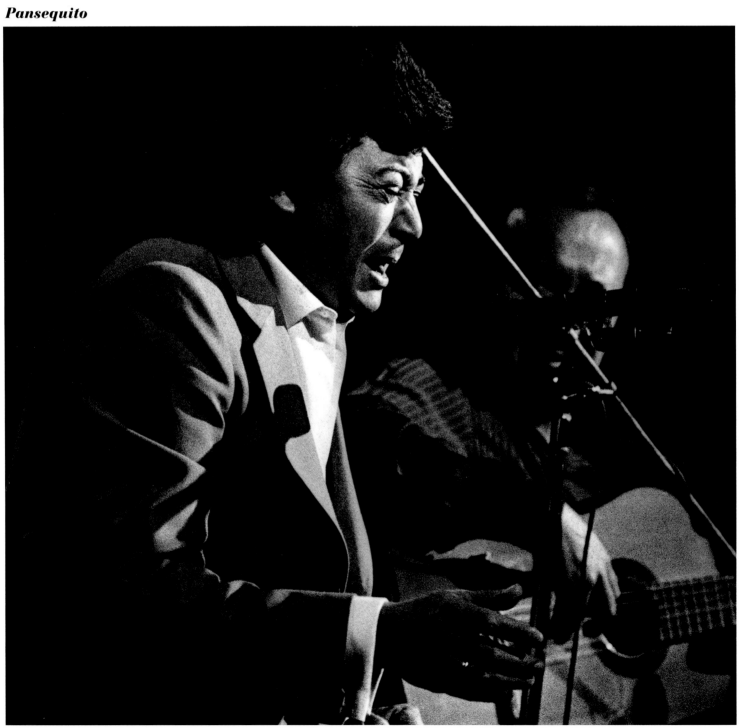

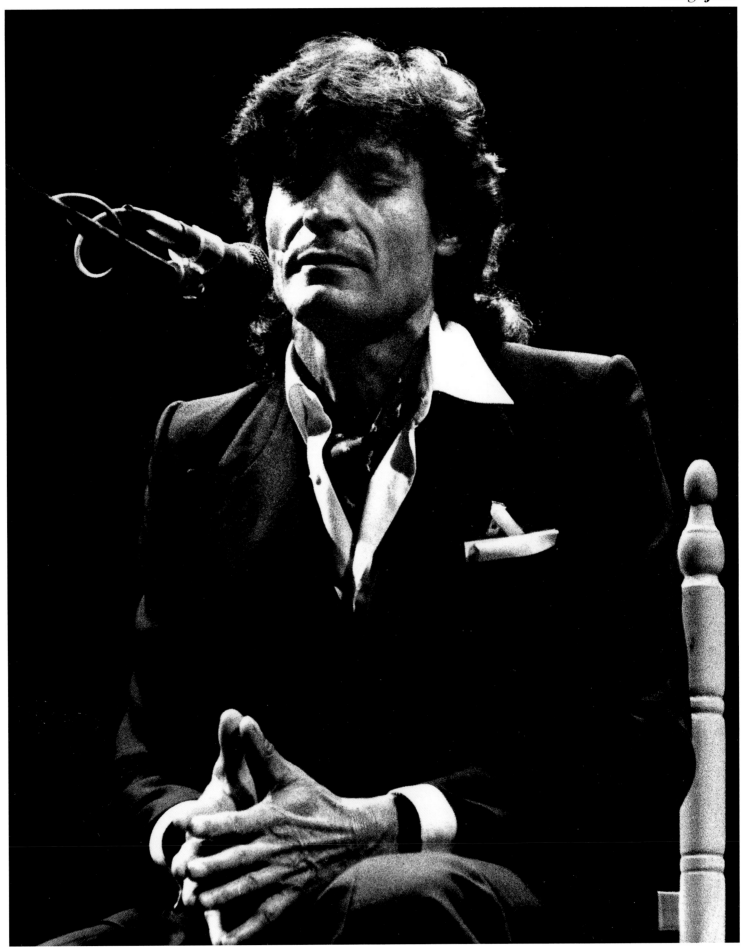

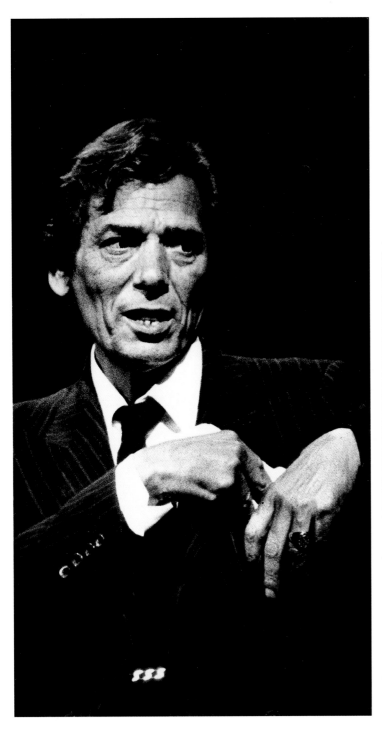

El Chocolate

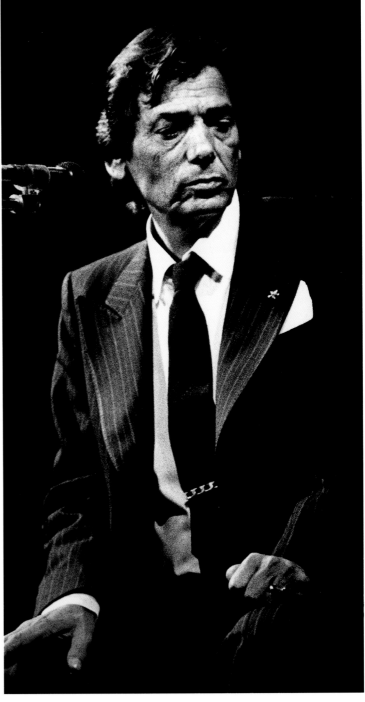

José Merce

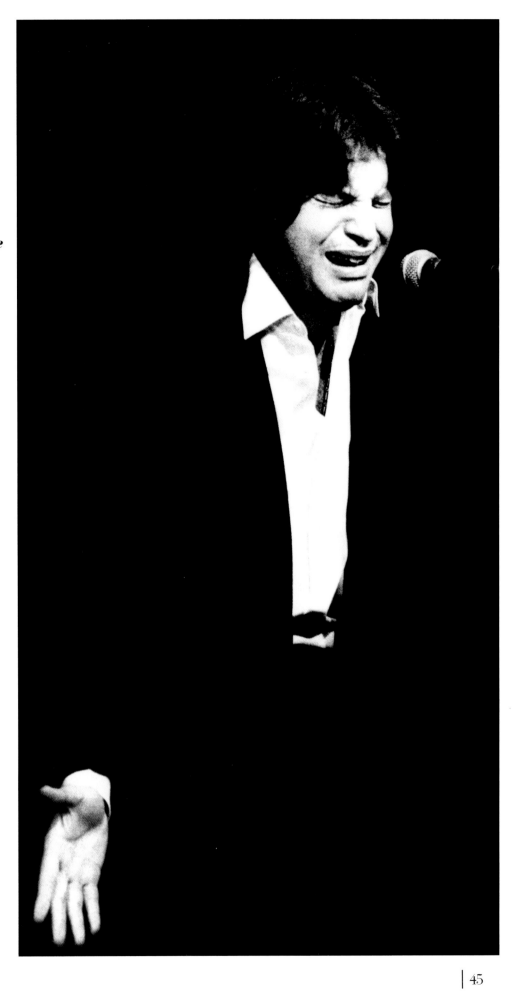

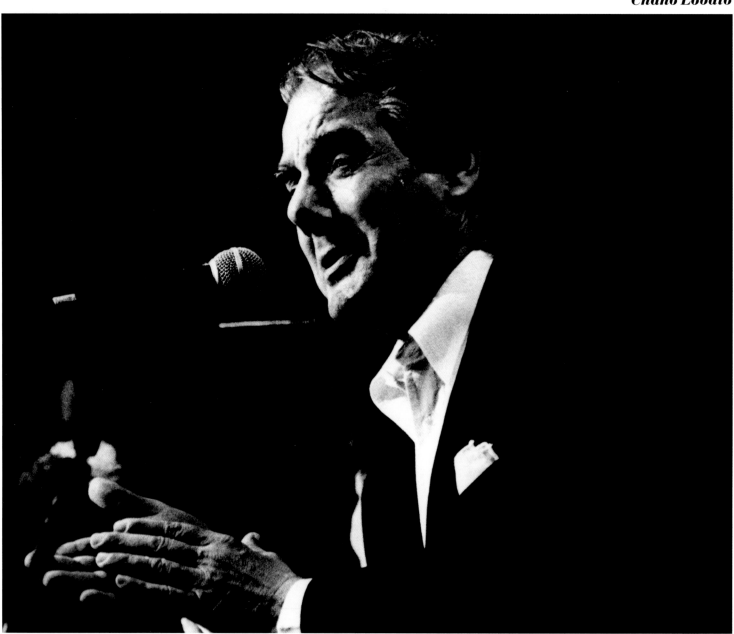

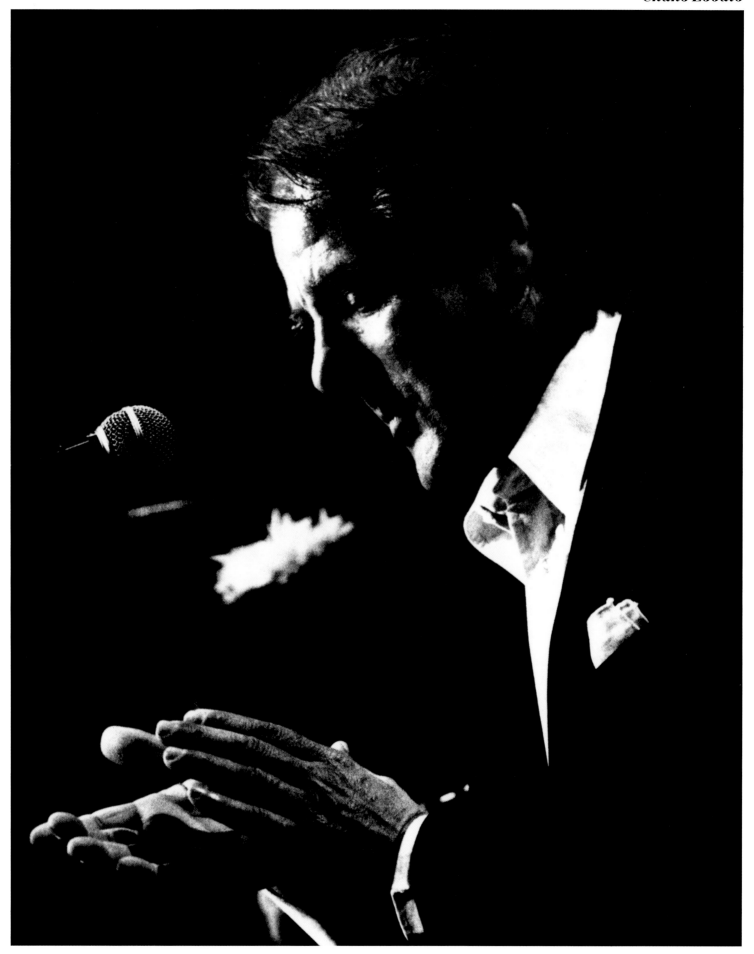

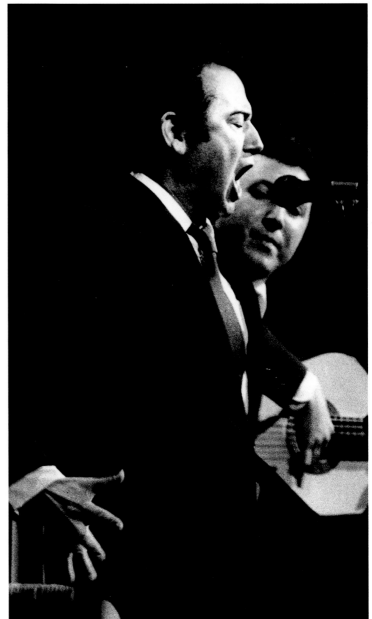

Fosforito

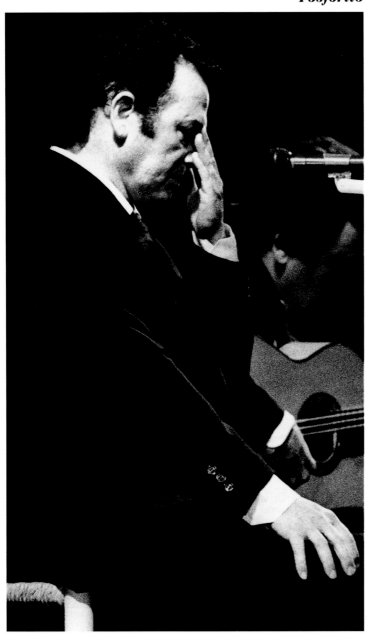

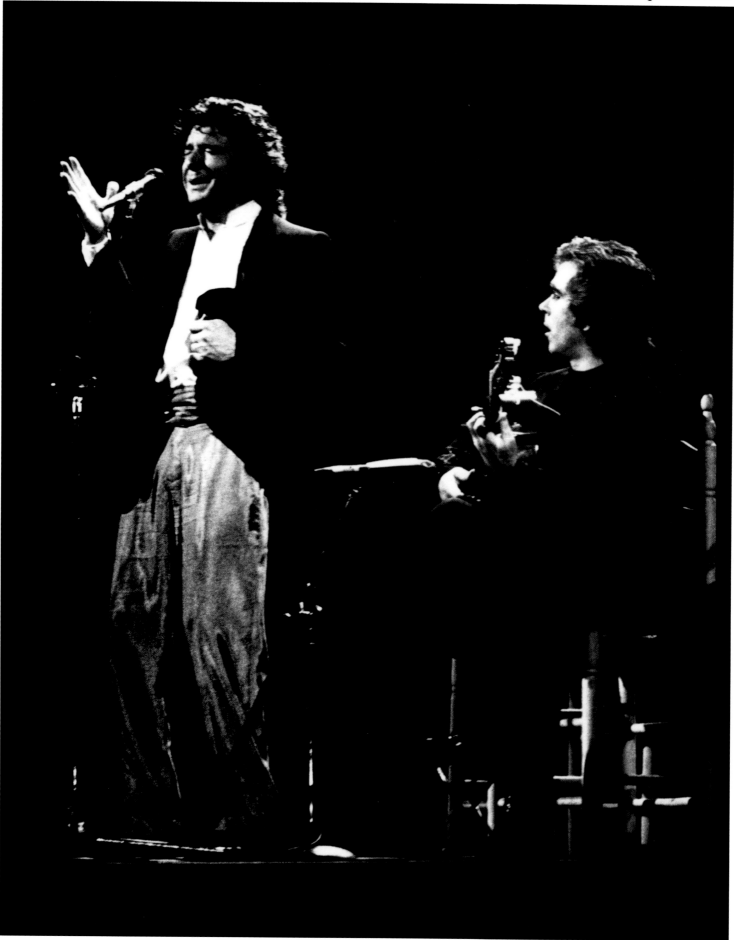

Calixto Sanchez

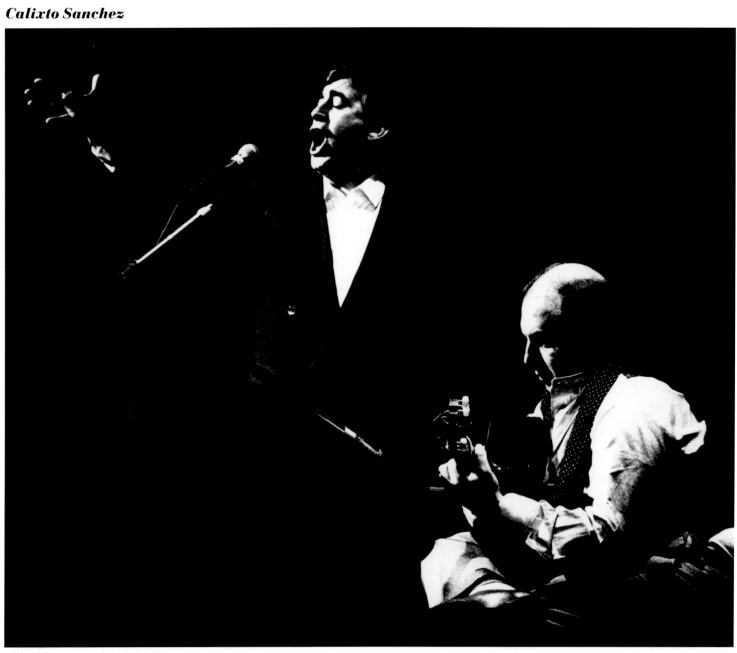

Pedro Bacán

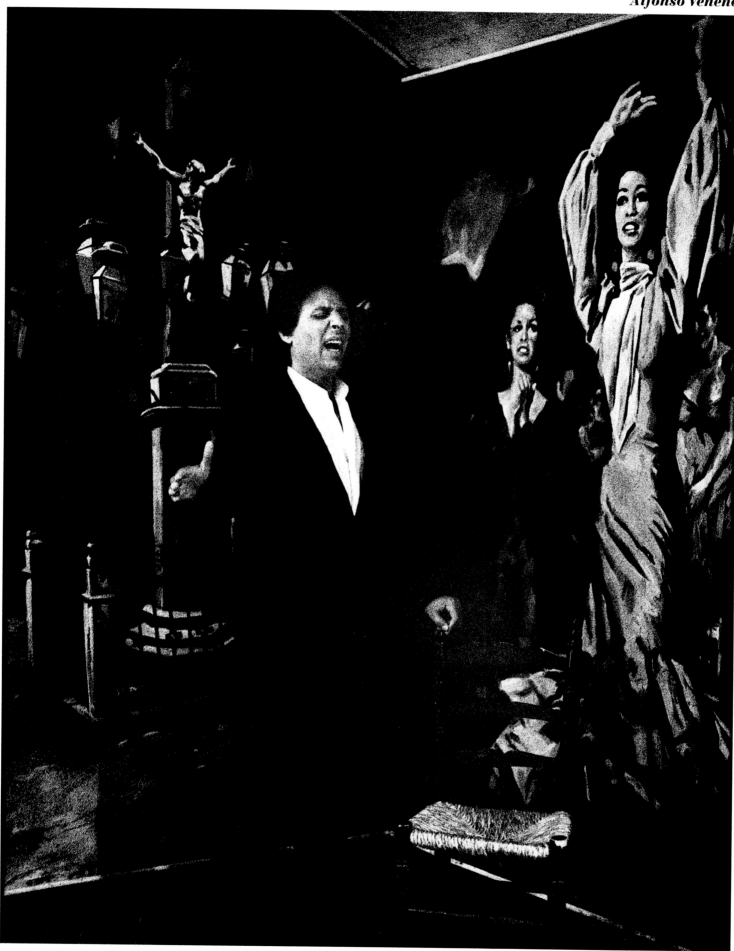

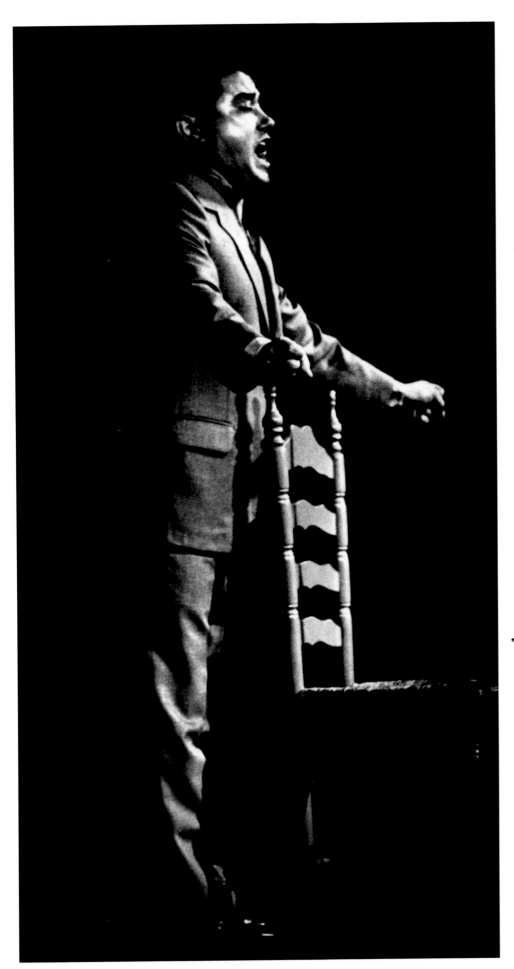

José Menese

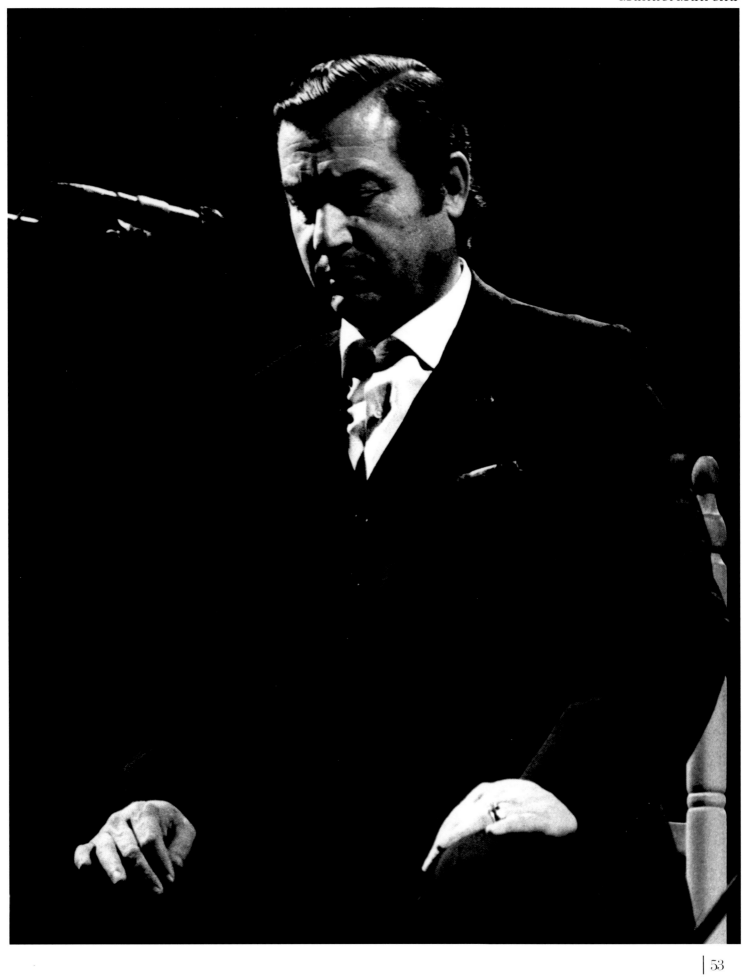

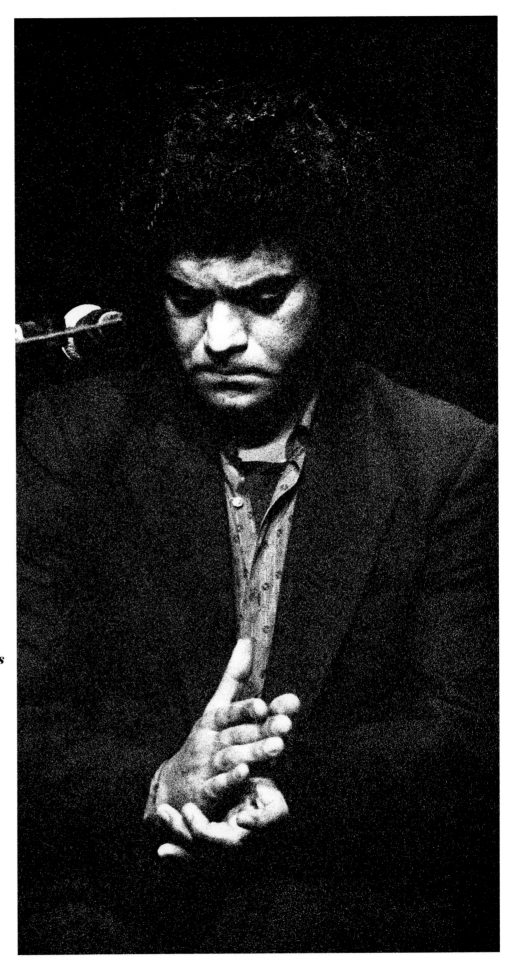

Ramon el Portugués

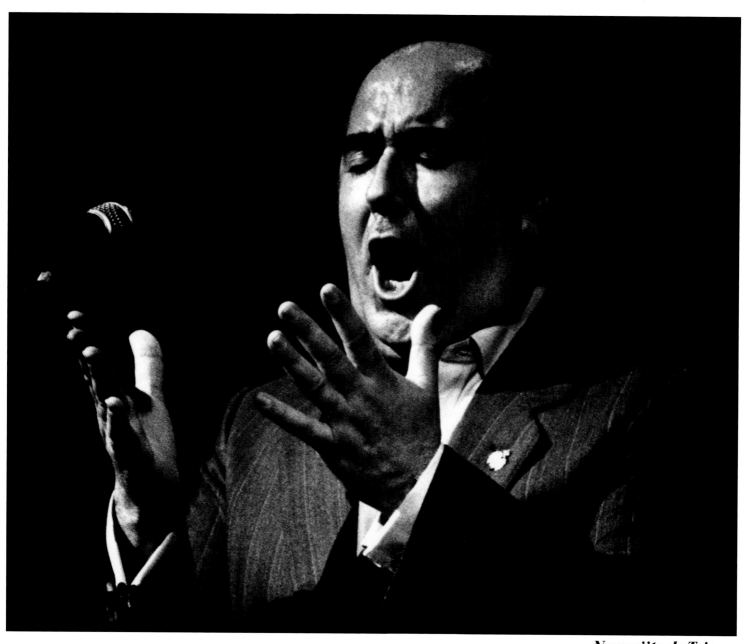

Naranjito de Triana

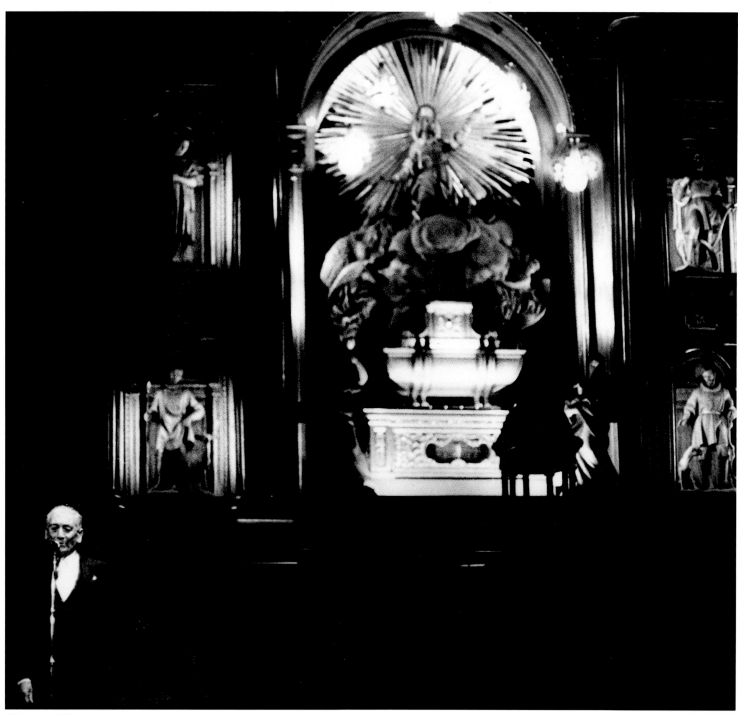

Manuel Zapata

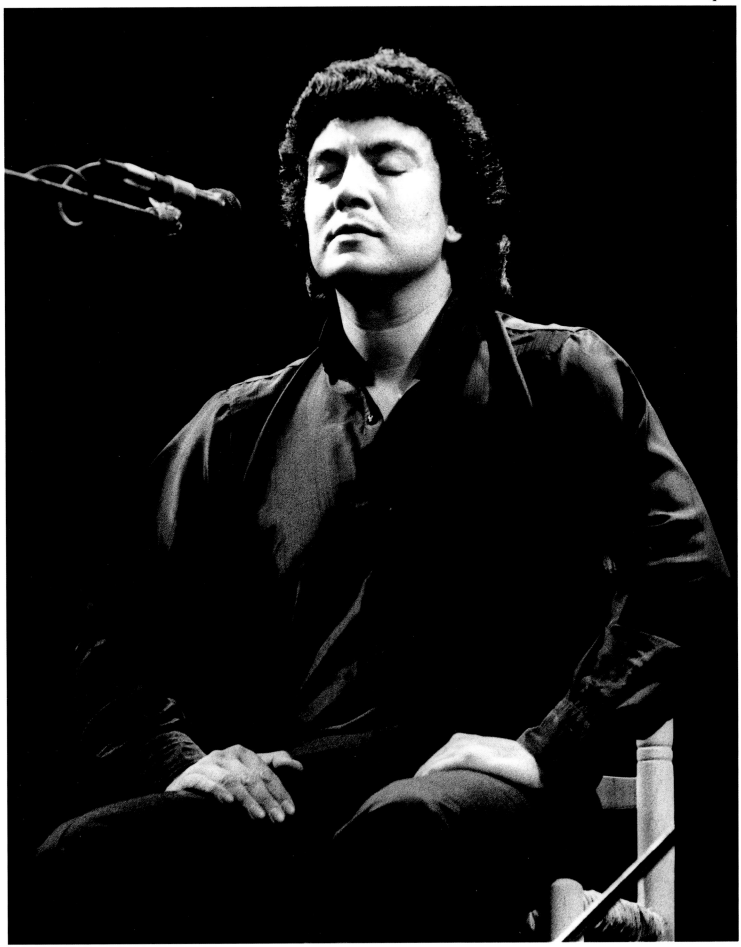

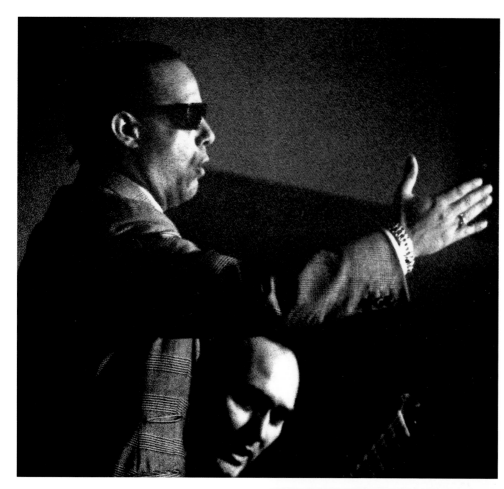

Porrina de Badajoz
(Felix de Utrera Git.)

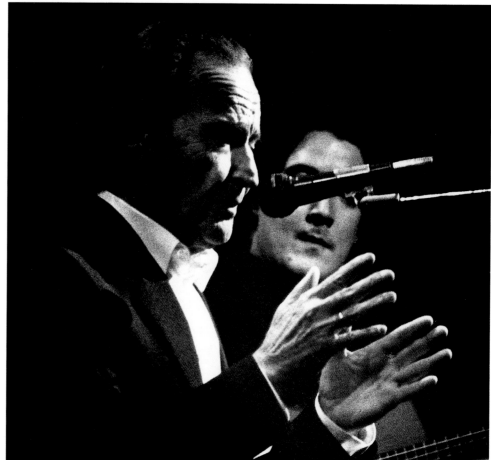

Enrique Orozco

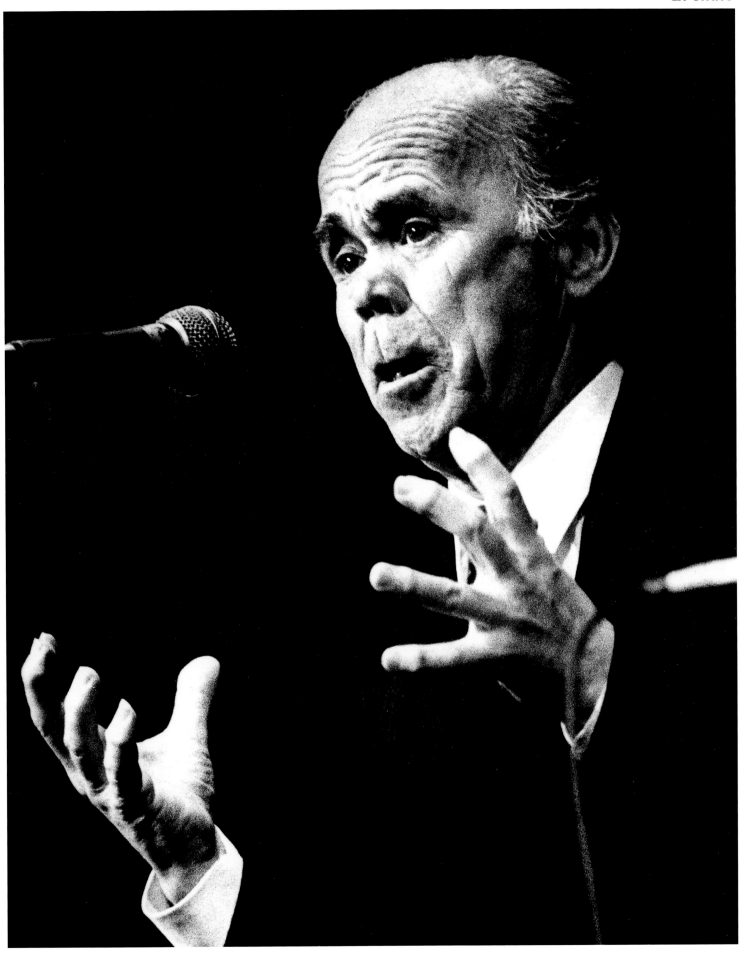

El Chaqueton

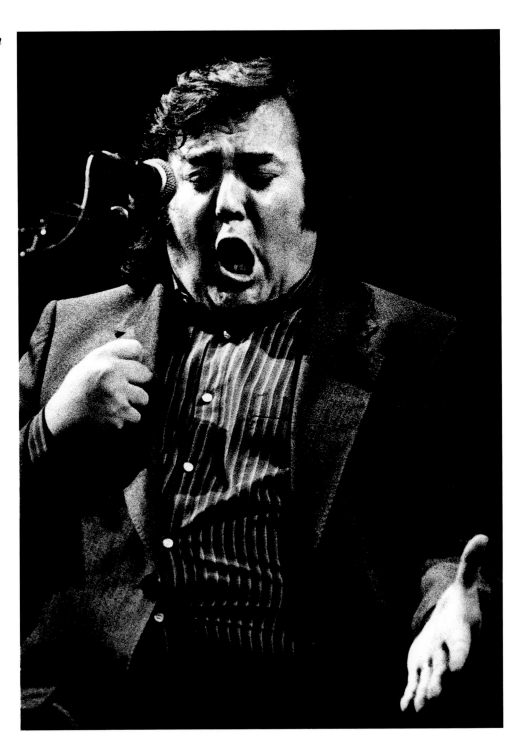

El Arenero

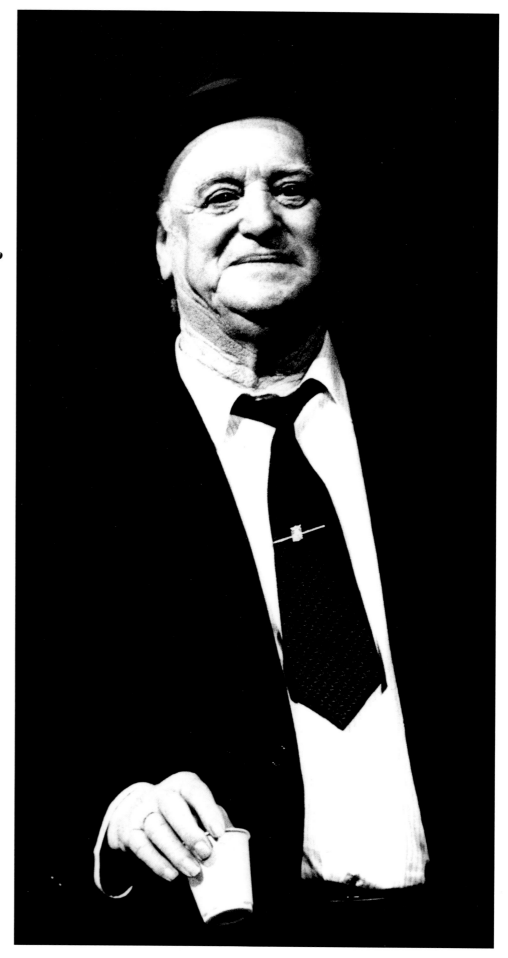

Cantaoras

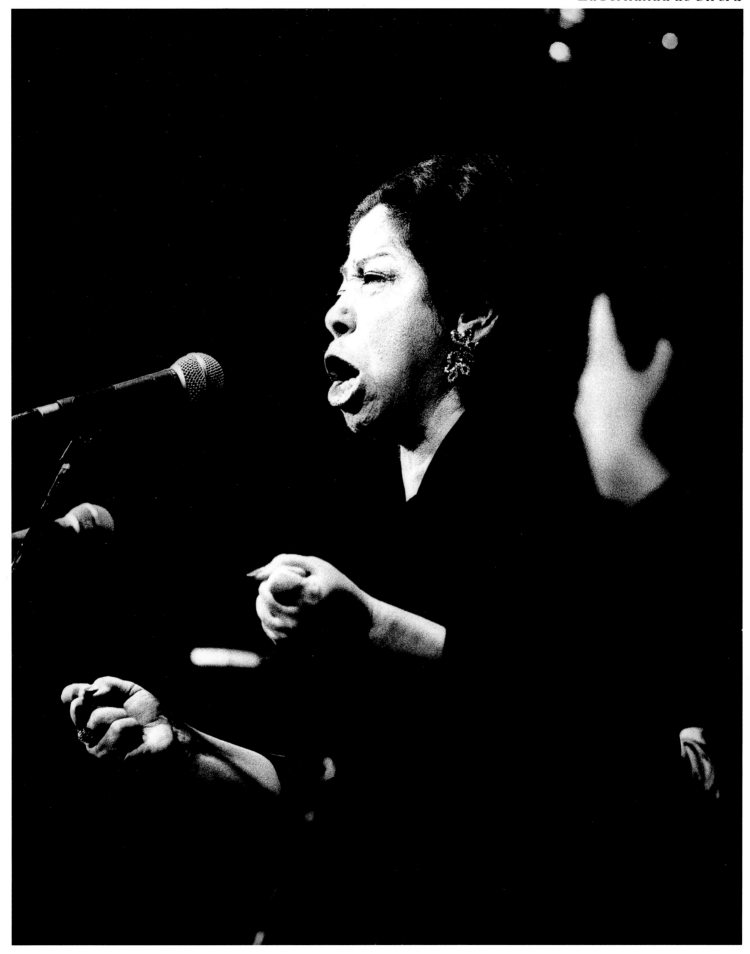

La Fernanda de Utrera
(Juan Maya „Marote" Git.)

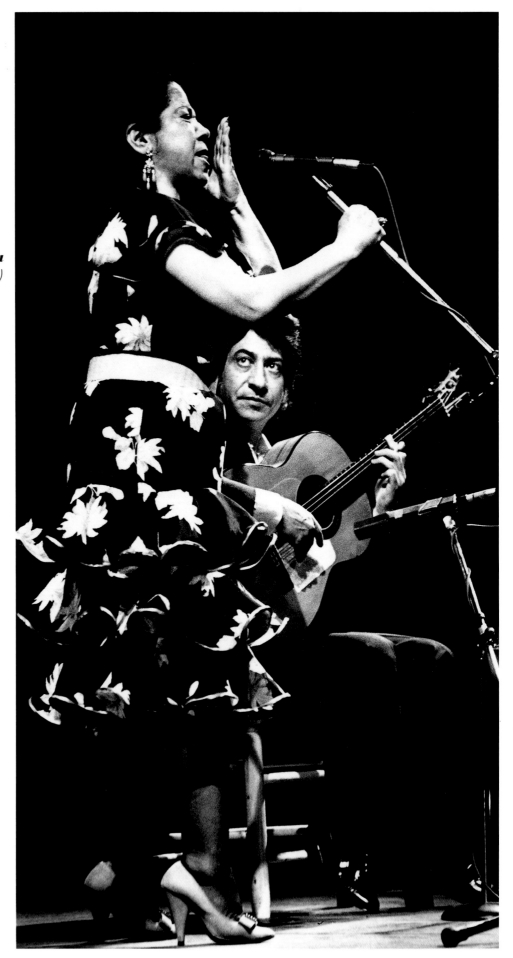

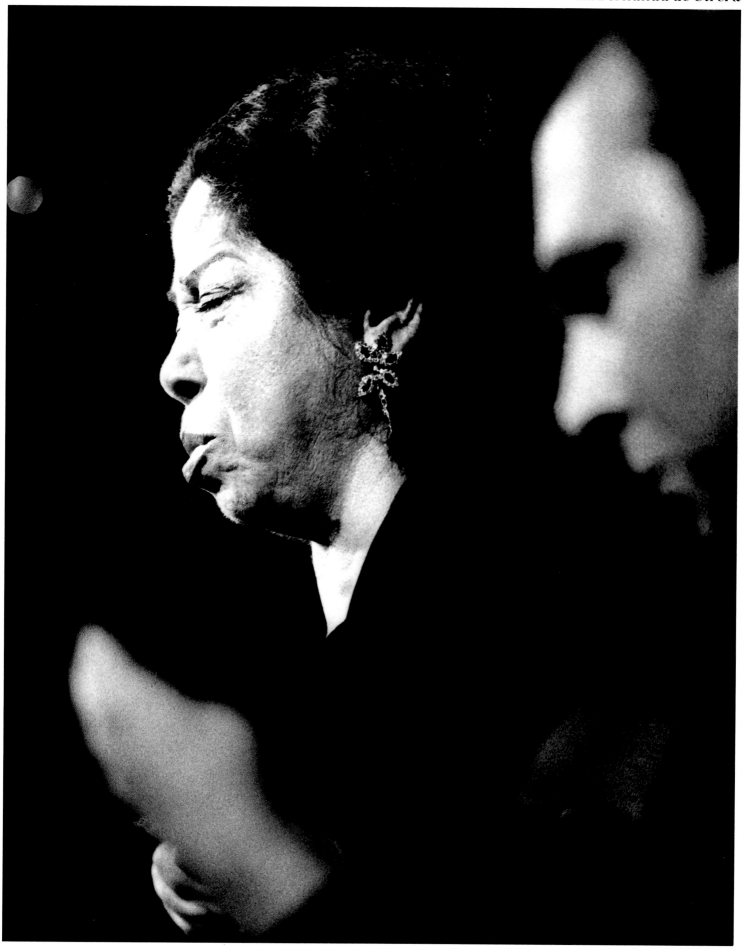

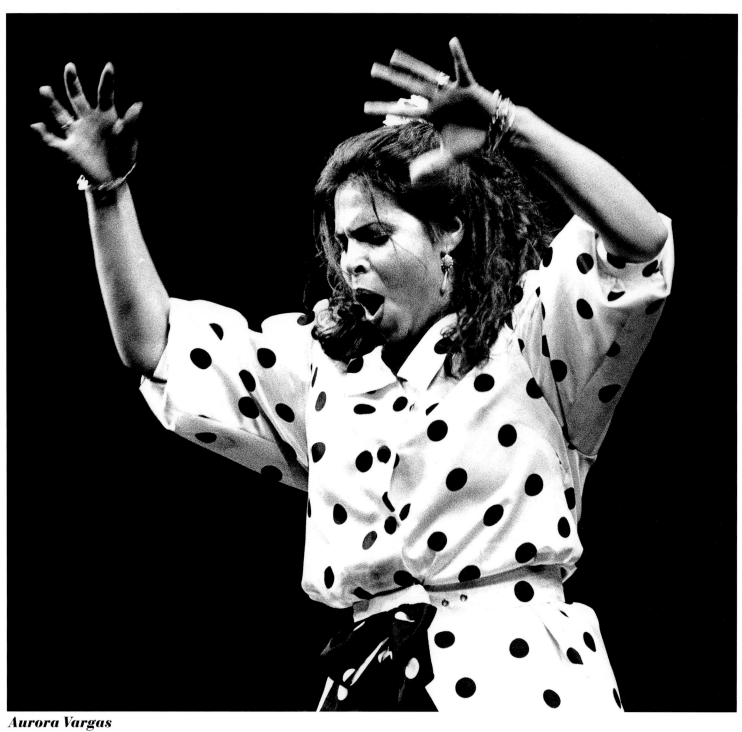

Aurora Vargas

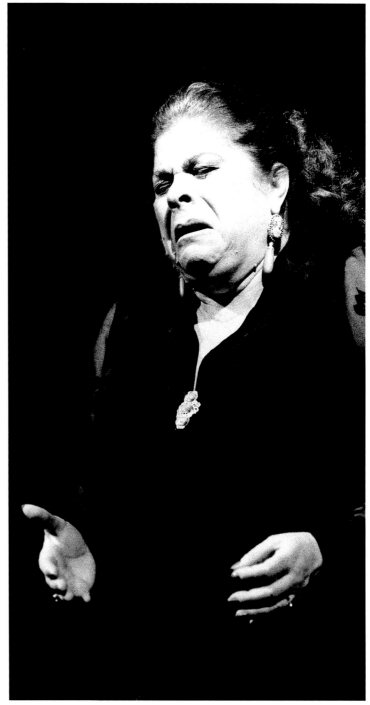

La Paquera de Jerez

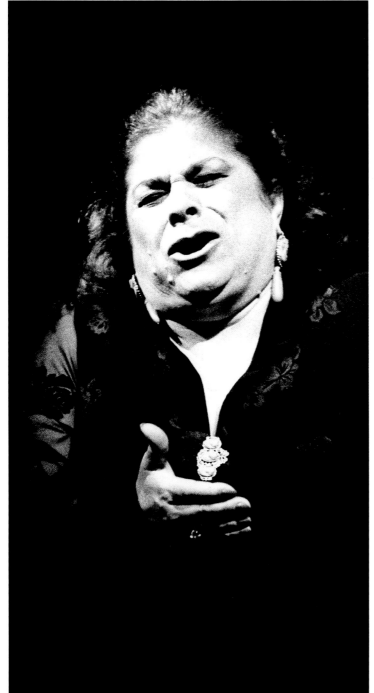

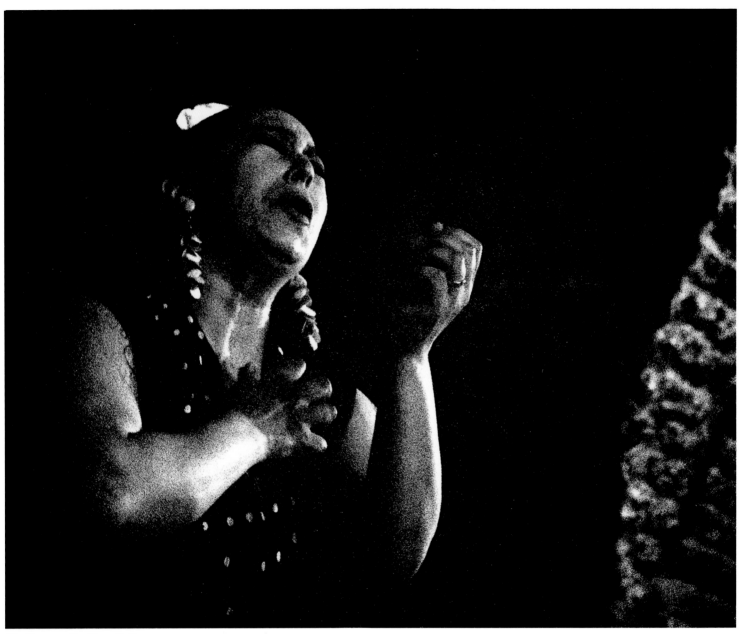

Dolores de Cordoba

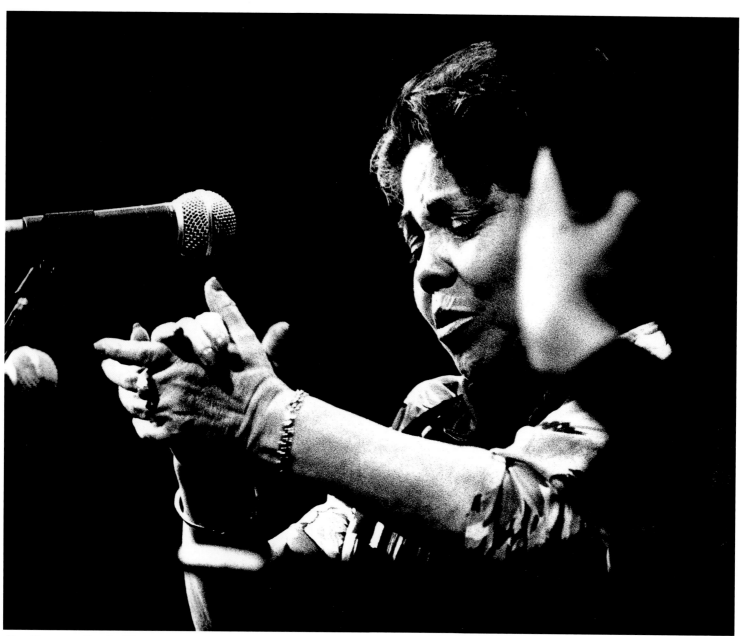

La Bernarda de Utrera

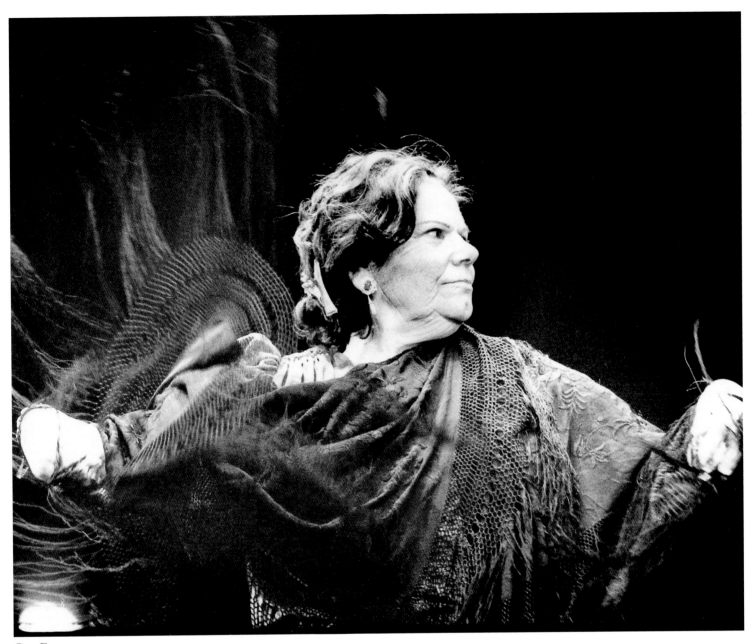

La Sayago

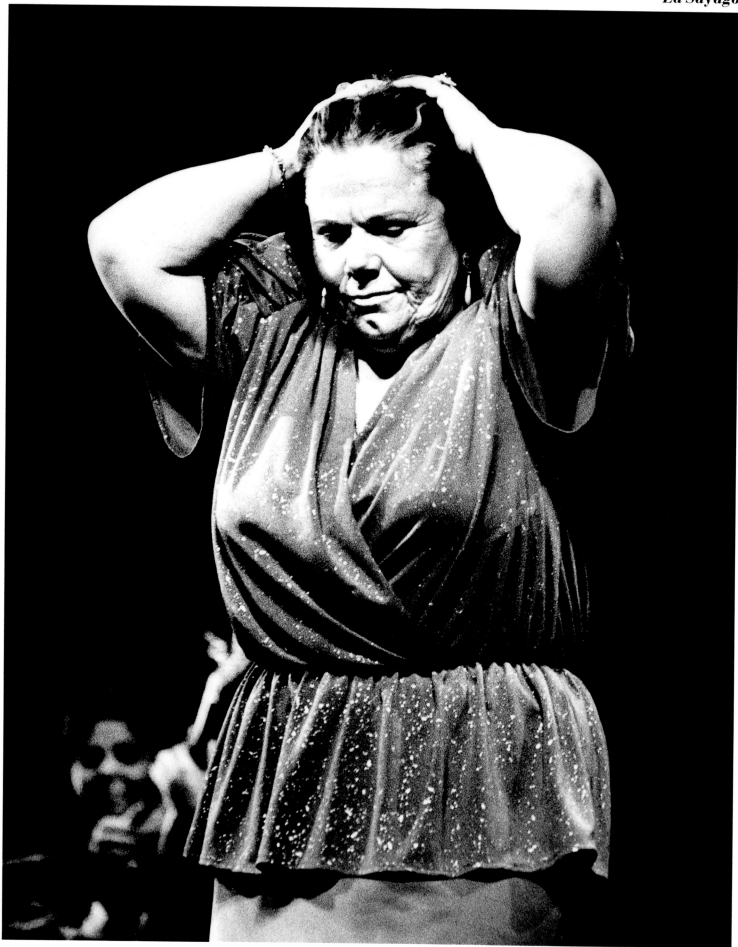

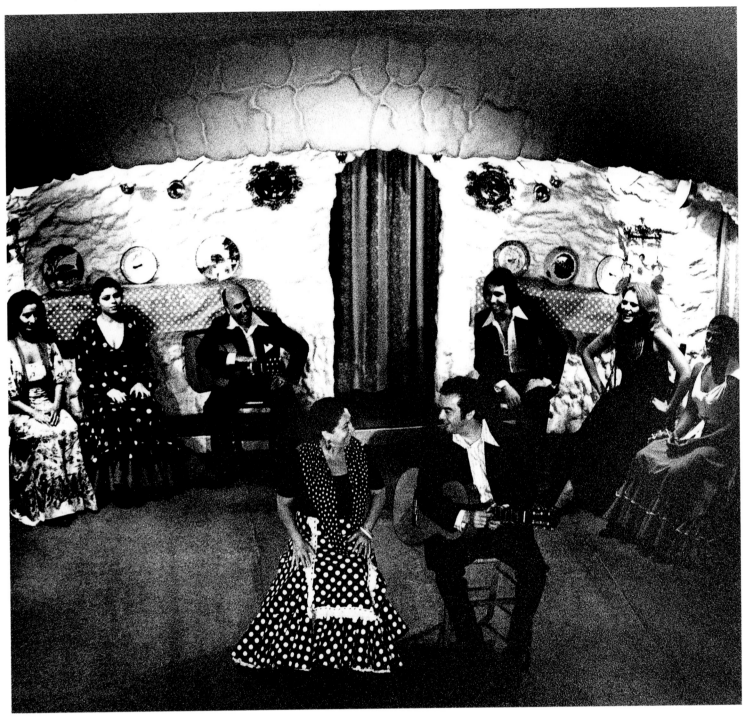

Adela La Chaqueta
(Los Canasteros, Madrid)

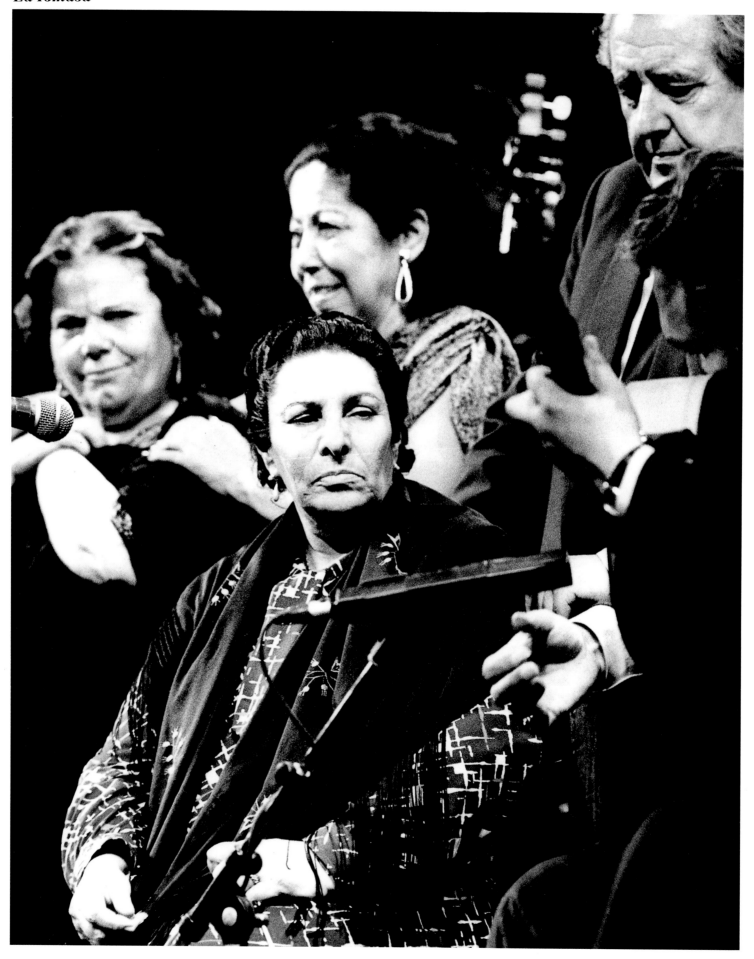

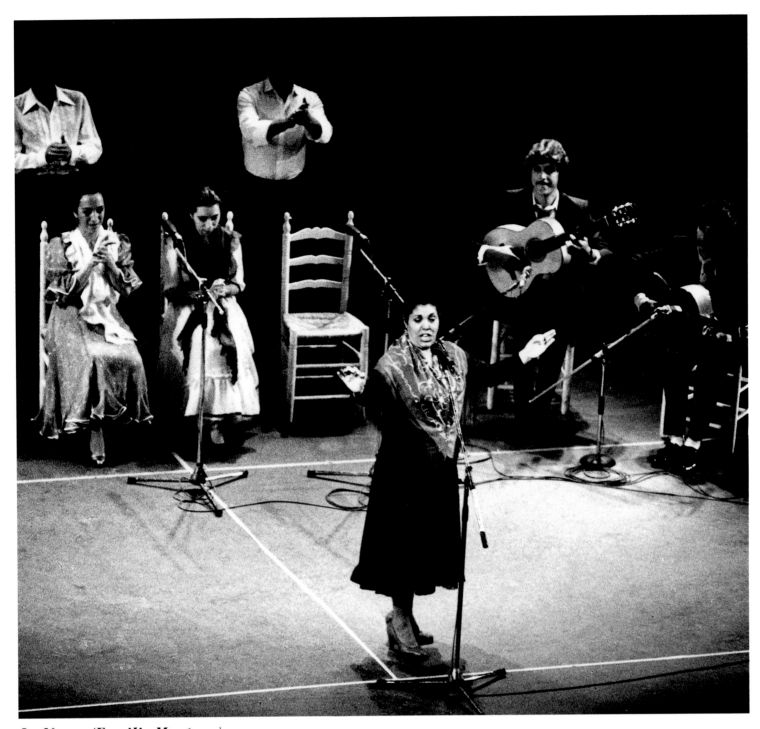

La Negra (Familia Montoya)

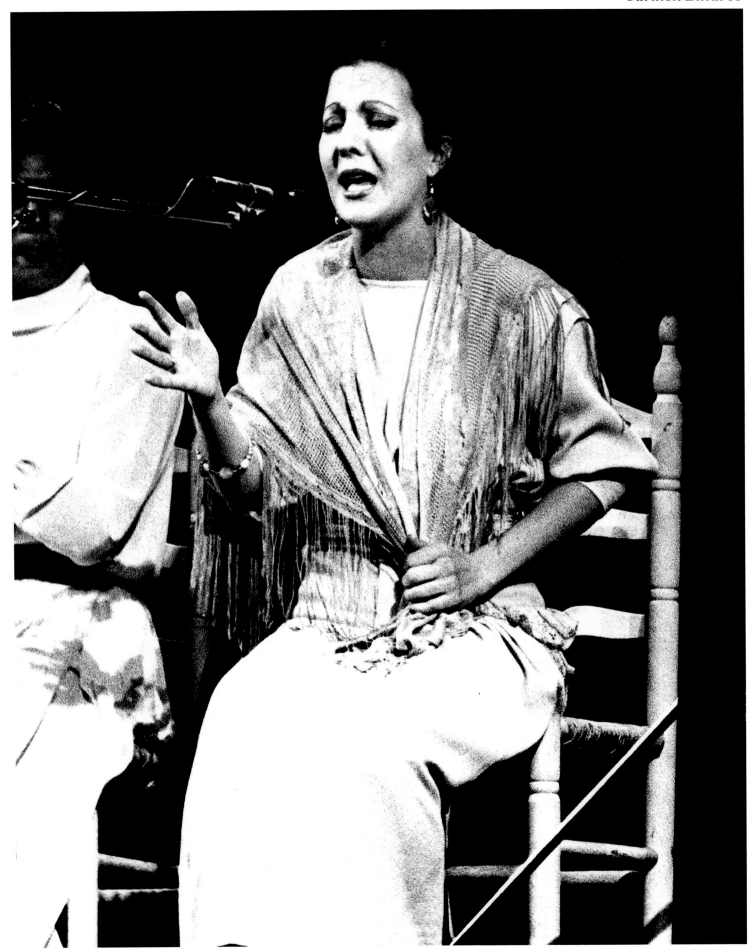

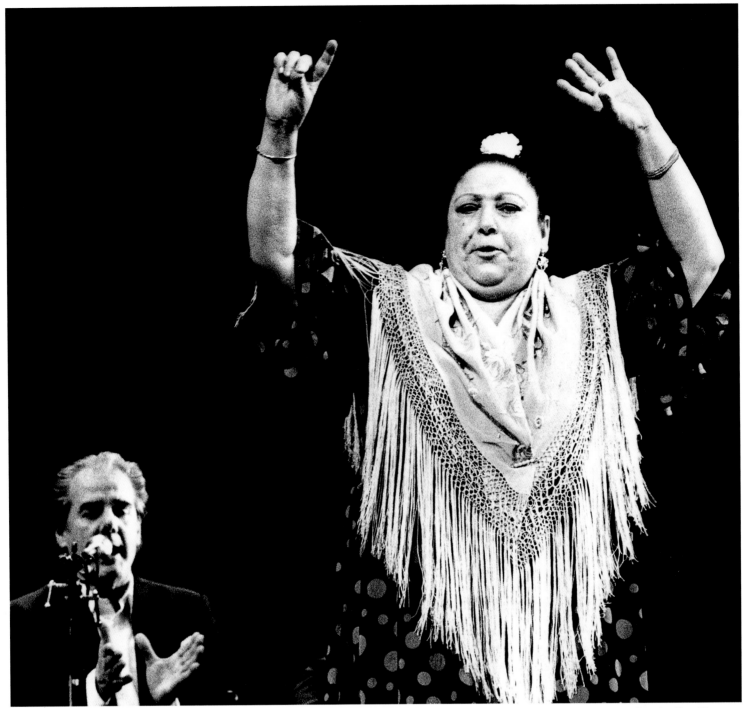

Chano Lobato

Maria La Burra

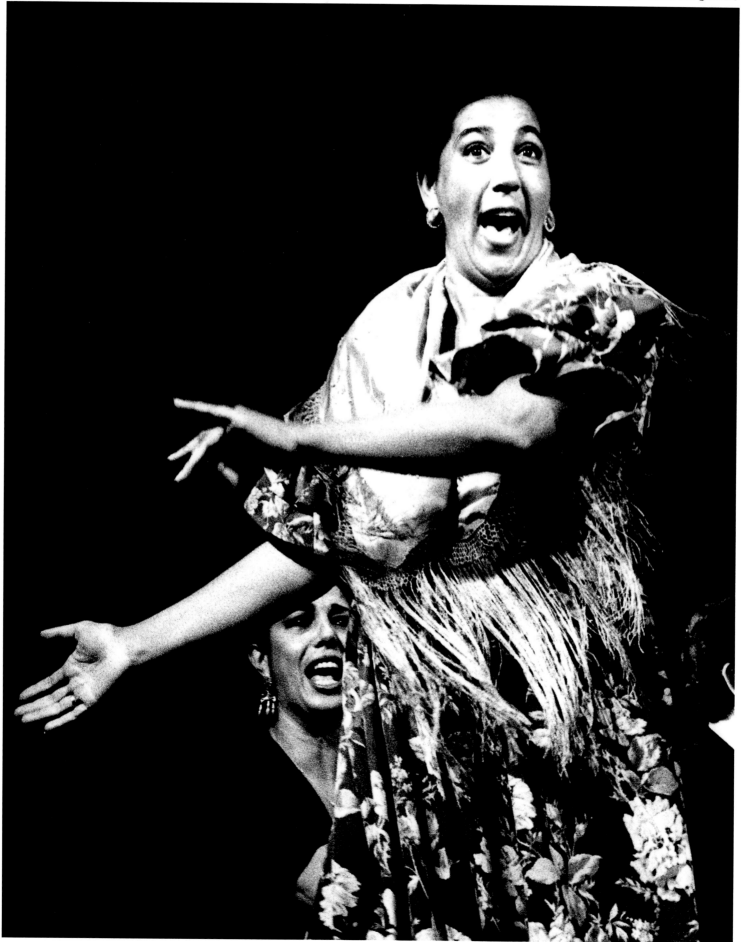

Baile Flamenco

Wie auch die Gitarre, hat sich der Baile Flamenco, vor allem seit der Edad de Oro, ungeheuer weiterentwickelt. Seit er von der Juerga auf die Bühne geholt wurde, mußte er verändert werden – plastischer und raumgreifender gestaltet und um viele Bewegungen bereichert werden, um auch bis in die letzten Reihen eines Theaters seine Wirkung nicht zu verfehlen. Hierin besteht eine große Möglichkeit für wahre Künstler – und eine große Gefahr. *La Tati* sagte mir: „Es gibt einen schmalen Grat zwischen den Neuerungen, die noch Flamenco sind, und solchen, die die Grenze überschreiten. Eine Veränderung muß sehr langsam vor sich gehen."

Was ist charakteristisch für den Flamenco-Tanz?

– das „saber pararse": Nie darf ein Baile, vor allem dann nicht, wenn er zu den Jondo-Gattungen Siguiriya, Soleá, Tientos, Tarantos gehört, zu große Bewegtheit zeigen. Kürzlich sah ich eine hervorragende Tänzerin der klassisch-spanischen Schule, *Lola Greco* (Tochter des berühmten *José Greco*), eine Flamenco-Aufführung tanzen. Wunderschön, technisch perfekt, von großer Ästhetik, aber – nicht flamenco. Warum? Weil sie die Stille, die Pausen, in denen der Bailaor sich voller Spannung konzentriert und nach innen wendet, nicht hatte. Ihr Tanz war zwar sehr schön anzusehen, jedoch zu ausgefüllt in jedem Moment, wodurch die typische Spannung des Flamenco verlorenging (sie ist noch sehr jung, wenn sie dies korrigiert, kann sie außer der hervorragenden Bailarina, die sie ist, auch eine gute Bailaora werden).

– Der Respekt vor dem Cante: Solange der Cantaor singt, ist der Bailaor verpflichtet, dessen Gesang zu interpretieren und nicht unabhängig davon schöne Bewegungen um ihrer selbst auszuführen. Dazu gehört eine große Kenntnis und Sensibilität, sowie viel Intuition, denn jeder Cantaor singt anders, verlängert hier etwas, kürzt dort, und danach muß der Tänzer sich richten.

– Wie beim Cante, muß man auch beim Baile nach innen schauen, sich auf die jeweilige Stimmung des Cante einstellen, mit sich und dem Cante allein sein und das Publikum vergessen. Nur wenn man von innen heraus tanzt, das heißt seine innere Realität mitteilt, kann man sich kommunizieren. Der Zuschauer merkt schnell, ob etwas aufgesetzt ist oder echt. Im Gegensatz zum Klassischen ist der Baile Flamenco eher introvertierter Natur.

– Komplizierte Technik um ihrer selbst willen oder Bewegungen um der reinen Ästhetik willen sind fehl am Platz. Eine Bewegung kann auch häßlich sein – sie muß immer etwas aussagen und Kraft haben. Schönheit ist nicht das wichtigste Moment im Flamenco.

– Improvisationsfähigkeit: Hier zeigt sich die wirkliche Begabung und Kenntnis eines Künstlers. Improvisation bedeutet nicht, einfach im Compás machen, was einem gerade einfällt. Es gibt gewisse Gesetzmäßigkeiten, die unbedingt eingehalten werden müssen: 1. das Wissen, wann und wo ein Corte, Cierre, eine Llamada zu machen sind (Unterbrechungen oder Beendungen eines Abschnittes des Tanzes, entweder durch kurze und kraftvolle Zapateados oder entschiedenere Bewegungen des Körpers) und 2. w i e diese auszuführen sind. Sie müssen zum Stil des gesamten Tanzes passen, sie müssen flamenco sein, sie müssen der Stimmung und dem Charakter des jeweiligen Tanzes entsprechen (selbst wenn der Schritt derselbe ist, wird er in einer Alegría vollkommen anders interpretiert werden als in einer Soleá, in einem Tientos anders als in einem Tango).

Wie ein Gitarrist, der nur auswendig Gelerntes nach Platten von *Paco de Lucía* spielen kann und verloren ist, soll er plötzlich einen Sänger oder Tänzer begleiten, so wird auch der Bailaor verloren sein, der nur festgesetzte Choreographien gelernt hat und nun beispielsweise in einem Tablao ohne Proben tanzen soll. Für beide gilt das gleiche: Sie haben viel Material, aber seinen Sinn nicht verstanden, können es nicht einsetzen. Sie wiederholen auswendig Gelerntes, das nicht ihrer Persönlichkeit entspricht und sind außerstande, selber zu kreieren. *Mario Maya* bezeichnete einmal die Tänzer, die dem Amor de Dios (berühmte Schule in Madrid) entwachsen, als Tänzer nach Corte Inglés-Schnittmuster (Corte Inglés ist eine Warenhauskette). Einheitskonfektion im Tanz, ohne jede Spontaneität und Persönlichkeit. Auch Ciro beklagt dieses Fehlen von Persönlichkeit: „Alle wollen wie jemand tanzen, jeder imitiert irgend jemanden. Es gibt im Moment einen ganz großen Mangel an Tänzern mit Persönlichkeit." Vielen mangelt es am wirklichen Empfinden des Flamenco.

Woran liegt es?

Diese so wichtige Intuition bekommt man nur durch Praxis, im Amor de Dios kann man viel lernen, viel Material und Technik, verschiedene Stile, wunderschöne Choreographien – richtig tanzen lernt man erst, indem man mit verschiedenen Gitarristen und Sängern zusammen arbeitet und sich langsam in dieses komplizierte Zusammenspiel einfühlt, langsam die festgesetzten Schritte und Kombinationen vergißt und spontan eigenes hinzufügt. Schade nur, daß viele in den Schulen des Flamenco-Tanzes nie dazu Gelegenheit haben und so Jahr für Jahr das lernen, was eigentlich Theorie ist. *La Tati* erzählte von ihrer „Schule", dem Tablao – hier habe sie gelernt (seit sie 12 Jahre war), denn in den Tablaos war man auch als Mitglied des Cuadro in ständigem Kontakt mit dem lebendigen Flamenco, sah die anderen tanzen und sog alles in sich auf, bis dann der Moment kam, in dem man selbst ein Solo tanzen durfte. Sie weiß um die Problematik der Akademien (an denen sie selbst unterrichtet) und hat deshalb eine Zeitlang eine „Tablao-Klasse" angeboten, in der nur improvisiert wurde: abwechselnd mußte jeder tanzen, während die anderen Palmas (rhythmisches Händeklatschen) und Jaleo (zustimmende und aufmunternde Zurufe) machten. Eine gute Methode, ein wenig vom lebendigen Flamenco zu vermitteln. Gerade ausländische und viele nicht-andalusische Schüler nehmen ja genau den umgekehrten Weg eines im Flamenco-Milieu aufgewachsenen Tänzers: Sie beginnen da, wo der andere, will er sich zum professionellen Tänzer entwickeln, weitermacht: mit der komplizierten Technik. Und ihm fehlt genau das, was der andere seit Kindheit genossen hat: das Natürliche, die Basis, die Spontaneität und intuitive Kenntnis. Der Tänzer aus dem Flamenco-Milieu wird sich heute auch weiterbilden, wird seine Technik verbessern, an Choreographien arbeiten, stundenlang Fußübungen, Armübungen usw. machen, aber er hat seine Basis und baut auf ihr auf, will er es zu etwas bringen. Derjenige aber, der aus einem Flamencofremden Kulturkreis kommt, beginnt mit der Technik, stundenlangem Üben, der Routine der Klassen und den festgelegten Tänzen und versucht hinterher (falls er merkt, daß etwas fehlt), die Basis zu bekommen. Dies ist sicher ungleich schwieriger, aber nicht unmöglich, verfügt er über wahres Interesse und die nötige künstlerische Sensibilität (ebensowichtig ist gesundes Selbstvertrauen, denn der Weg ist steinig und voller Hindernisse – nichts für schwache Charaktere!).

Wie auch Cante und Toque, kann der Baile in drei Hauptkategorien eingeteilt werden:

Baile grande   Soleá, Siguiriya, Taranto

Baile intermedio   Tientos, (tendiert zum Baile grande), Alegrías, Peteneras,

Baile chico   Bulerías, Tangos, Tanguillos, Farruca, Garrotín

Hinzu kommen die vielen Formen, die zwar meist unter dem Oberbegriff Flamenco zusammengefaßt werden, eigentlich aber zur andalusischen Folklore gehören:

Sevillanas, Fandangos de Huelva, Rondeñas (nicht identisch mit dem selten getanzten Rondeña Toque), Verdiales und El Vito,

oder die arabisch beeinflußten Tänze: Zambra, Danza Mora

und die südamerikanisch beeinflußten Tänze, wie Rumba Flamenca, Guajira, Colombianas.

Es kann vorkommen, daß eine bestimmte Gattung als Baile zwar jondo ist, als Cante oder Toque jedoch intermedio, beispielsweise der Taranto zählt zum Baile grande oder jondo, aber zum Cante und Toque intermedio; und die Alegría ist ein Baile intermedio, als Cante und Toque jedoch chico.

Der Baile grande ist am schwierigsten zu interpretieren und zu verstehen. Die Bailaora sollte vor allem die delikaten Bewegungen des Oberkörpers, der Arme und Hände betonen, in den Cierres und Llamadas sowie den Escobillas wird sie zum Zapateado greifen, das allerdings nicht übertrieben lang sein sollte. Die Hüften werden, ohne dies je zu forcieren, auf natürliche Art bewegt, niemals jedoch auf vulgäre Weise. Der Baile Flamenco verfügt über eine große erotische Kraft, die jedoch niemals vordergründig und provokativ werden darf (was leider in der Realität des kommerziellen Flamencos nicht beachtet wird).

In Zapateado, Arm- und Handbewegungen bestehen Parallelen zu alten hinduistischen Tänzen, auch sah ich einmal einen Perser tanzen und war verblüfft über die Vielzahl an sehr Flamenco-ähnlichen Bewegungen. Dies ist sicher durch die lange Reise der Gitanos durch unzählige Länder und Kontinente zu erklären, in denen sie wahrscheinlich viele Bestandteile des heutigen Flamenco in ihre Kunst integriert haben.

Der männliche Tanz ist linearer, strahlt Kraft, Leidenschaft und eine gewisse Arroganz aus. Auch für den Mann ist es wichtig, Arme, Kopf und Oberkörper einzusetzen, jedoch nicht in der weichen, welligen Art der Bailaora, sondern plastischer, geradliniger. Ebenfalls sehr wichtig für den männlichen Baile ist die komplizierte Technik des Zapateado, das musikalisch interessant und voll „sentido"

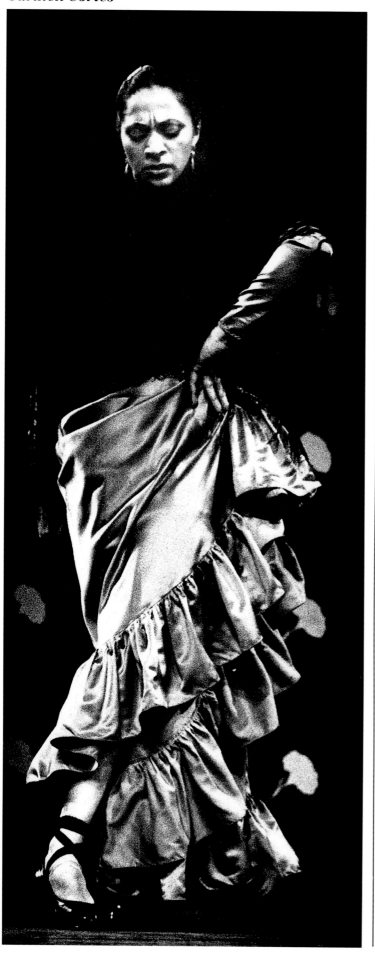

sein sollte, nicht schlichte Demonstration des Könnens. Die Spannung ergibt sich durch den langsamen Aufbau von zart und leise zu kraftvoll und schnell, wobei eine Vielzahl an Contratiempos und Sincopaos möglich und wirkungsvoll sind. Im Zusammenspiel mit den Palmas und den Gitarren kann dies von großer Intensität sein. Besonders schön ist es, wenn beim Zapateado stellenweise gleichzeitig Kombinationen des gesamten Körpers eingesetzt werden und so optisch das Akustische untermalt wird (dies ist wesentlich schwieriger, als nur die Füße zu bewegen und braucht eine sehr gute Koordination).

Auch Baile intermedio und chico sind schwierig zu interpretieren wie alles im Flamenco. Der Baile intermedio ist etwas bewegter und schneller als der Baile grande, kann aber zu diesem tendieren, was nicht zuletzt auch vom Tänzer abhängt. Im Baile chico ist die „gracia" (Anmut, Grazie) sehr wichtig, ohne die er leicht lächerlich wirken kann. Er wird oft humorvoll getanzt, was ein natürliches Talent erfordert und nicht erlernt werden kann. Je nach dem kann beispielsweise eine Bulería oder ein Tango auch Jondo-Elemente aufweisen, obwohl sie zum Baile chico zählen.

Und die Kastagnetten? Entgegen allgemein verbreiteter Meinung in flamencofremden Kreisen bilden sie keinen Bestandteil dieser Kunst. Sie sind den folkloristischen Gruppen- und Paartänzen wie Fandangos de Huelva und Sevillanas vorbehalten, sowie dem Spanisch-Klassischen und der Escuela Bolera. Leider gibt es heute viele kommerzielle Bailaoras, die die Siguiriya mit Kastagnetten tanzen, was ihr viel von ihrer Größe raubt. Überdies wird es durch den Gebrauch von Kastagnetten unmöglich, sich auf die gerade im Baile jondo so wichtigen Handbewegungen zu konzentrieren, so daß die Kastagnetten auf zweierlei Arten störend wirken: akustisch und optisch.

●

Bailaores
und Bailaoras

Namen wie *Miracielos*, *El Raspao*, *El Jorobao*, *Antonio el Pintor* und sein Sohn *Lamparilla* werden uns aus dem vergangenen Jahrhundert überliefert.

Mit *Antonio el de Bilbao*, dem Virtuosen des Zapateado, begann Anfang dieses Jahrhunderts die Entwicklung dieser komplizierten Technik (leider oft um ihrer selbst willen und auf Kosten des eigentlichen Ausdrucks des Tanzes).

Faíco, ein Bailaor von großer Kraft und Tiefe, kreierte etwa zur selben Zeit den Tanz zur Farruca.

El Estampío aus Jerez (1880 – 1957) war einer der größten und kreativsten Tänzer – er besaß alles: tiefe Expressivität, gute Technik, Spontaneität, Männlichkeit. Ein spezieller Schritt in der Technik des Zapateado wurde von ihm kreiert und trägt heute seinen Namen.

Ebenfalls sehr berühmt war *Ramirez* (nicht identisch mit dem heutigen *Ramirez)*, der mit Arte und Duende tanzte.

Und *Vicente Escudero*, vielumstritten, vielgerühmt, ein Bailaor, der seine eigenen Vorstellungen vom Flamenco hatte. Er verwarf alle Traditionen des Flamenco-Tanzes, sogar den so wichtigen Compás; er wollte vollkommen „frei" sein für seine revolutionäre Art zu tanzen. Ein Bailaor, der den Compás nicht beachtet, wird normalerweise nicht einmal erwähnt werden (wie *Manitas de Plata* in der Gitarre, der sein Spiel als Flamenco ausgibt, hat es doch damit nicht das geringste zu tun). *Escudero* aber genoß trotz seiner eigenwilligen „Erneuerungen" des Baile teilweise sogar unter den Flamencos selber Achtung, denn sie wußten um seine Fähigkeit, „puro" zu tanzen, um seine tiefe Kenntnis des Flamenco in all seinen Bereichen und um seine Jondura und seinen Duende. Wenn er traditionellen Flamenco tanzte, wahrte er dessen Gebote und Essenz besser als viele seiner Zeitgenossen, die durch wilde Bewegungen und rasende Füße zu beeindrucken suchten, ohne die so wichtige Sparsamkeit der Bewegungen zu beachten, die es ermöglicht, <u>eine</u> Bewegung von wirklich tiefem Ausdruck auszuführen. So hatte also *Escudero* zwei Seiten, zu denen später sogar noch andere hinzu kamen: er erlernte den klassisch-spanischen Tanz sowie die Malerei (in Paris war er in die dadaistische und surrealistische Szene integriert). Er tanzte „surrealistischen Flamenco" zu den Klängen von *Dynamos*, er malte Abstraktes, tanzte gleichzeitig Spanisch-Klassisch und – Flamenco jondo. Ein Sonderfall, der all diese so gegensätzlichen Richtungen strikt voneinander abgrenzen konnte. Er war weiterhin fähig, erstklassigen Flamenco zu tanzen, ungeachtet seines hierfür so untypischen Lebensstiles unter den Pariser Intellektuellen der zwanziger Jahre und all seiner unterschiedlichen sonstigen Facetten.

Er schrieb auch ein Buch mit dem Titel „Mi Baile", in dem er unter anderem seine Erfahrungen bei der Erforschung von Musik- und Tanzformen der Zigeuner anderer Länder wiedergibt. So fand er in Fußland einen der Farruca sehr ähnlichen Zigeunertanz, beschrieb die Ähnlichkeit ungarischer Geigenmusik mit manchen Gitarrenfalsetas und berichtet, wie er eine Frau in Indien einen der Siguiriya sehr ähnlichen Gesang hatte singen hören (womit die These derjenigen anzufechten wäre, die behaupten, der Flamenco sei rein andalusisches Kulturgut und von den Zigeunern nur übernommen worden). Eine seiner Innovationen, die sich für alle Zeiten durchsetzte, ist der „Baile por Siguiriyas", der vor ihm nicht existiert hatte, da die Siguiriya als ein zu profunder Cante angesehen wurde, um durch Tanz abgelenkt zu werden (bilden Cantaor und Bailaor eine Einheit, kann der Baile von größter Tiefe sein).

Ein exzellenter Tänzer des Flamenco antiguo war *Frasquillo*, der mit *La Quica*, einer ihm in keiner Weise nachstehenden Bailaora, verheiratet war. Andere bekannte und gute Bailaores der ersten Hälfte unseres Jahrhunderts waren: *Paco Laberinto*, die Familie der *Pelaos*, deren berühmtester Tänzer *El Faíco* war (nicht identisch mit dem ersten *Faíco)*; und der weltberühmte *Antonio*. Wie *Escudero* besaß er die seltene Fähigkeit, gleichzeitig Bailarín (klassisch) und Bailaor (Flamenco) zu sein, ohne daß diese so gegensätzlichen Formen darunter litten. Sein Baile war von großem Duende, Eleganz, Arroganz, gutem Geschmack und hervorragender Technik.

Er schuf den „Baile por Martinete", vorher nicht existent, da der Martinete ein „Cante libre" (ohne festen Compás) und „a palo seco" (ohne Begleitung) war. Er fügte ihn in den Compás der Siguiriya. Im Dokumentarfilm „Duende y Misterio del Flamenco" ist sein Martinete festgehalten, jeder, der ihn sieht, wird überwältigt sein. Problematisch ist nur, daß, wie bei vielen persönlichen Kreationen, dasselbe an Reiz verliert oder sogar ins Gegenteil umgekehrt wird, wenn es von jemand anderem ausgeführt wird. Und um Martinete zu tanzen, muß jemand über sehr viel Arte und Kraft verfügen, fähig sein, sich zutiefst vom Cante inspirieren zu lassen und diesen zu interpretieren, sonst wirkt er schwerfällig, plump und uninteressant.

Wie *Escudero* führte *Antonio* einen für den Flamenco völlig untypischen Lebensstil: amerikanisch orientiertes modernes „society-life" mit all den dazugehörenden momentanen Moden (von Twist zu Surfing). Er gelangte zu internationalem Ruhm genau wie

José Greco, anfangs ein Bailaor mit Duende und Geschmack, der mit zunehmender Bekanntheit jedoch dieses „must" des Flamenco-Tänzers verlor und einen manierierten, falschen Stil annahm.

In seiner Compañía befanden sich viele sehr gute Künstler: *La Quica*, *Rafael Romero*, *Paco de Lucía* und sein Bruder *Pepe* sowie die Cantaora *Manolita de Jerez*, die hervorragend sang, aber nie sehr bekannt wurde. *Greco*, in Italien geboren und in New York aufgewachsen, hatte in Spanien bei *Quica* und *Estampío* gelernt. Auch war er, wie viele, ein Schüler und Mitglied der bekannten Compañías von *Pilar López* und *La Argentinita* gewesen. Eine heute vielversprechende junge Tänzerin, eher der spanisch-klassischen Richtung, ist seine Tochter *Lola Greco*.

1933 wurde *El Farruco* geboren – ein nicht mehr junger Mann von korpulenter Statur, von dem man alles andere erwartet, als daß er Tänzer ist. Und hier beweist sich wieder einmal, daß Arte unabhängig ist von Schönheit. Wenn *Farruco* tanzt, herrscht atemlose Stille. Er ist in der Lage, durch bloßes Gehen auf der Bühne Massen zu fesseln, so stark ist seine Persönlichkeit, seine Expressivität und primitive Erdverbundenheit. Sein Temperament ist manchmal wie Glut unter der Asche verhalten, um dann wieder zu lodernden Flammen auszubrechen. Sein Tanz ist höchste Spannung und Intensität, er ist „puro" und unverfälscht wie man es fast nie zu sehen bekommt, hat man nicht das Glück, eine Juerga unter Gitanos miterleben zu dürfen.

Sieht man *Farruco* tanzen, versteht man, was gemeint ist, wenn Flamencos und Aficionados von „saber pararse" sprechen: Während der Cantaor singt, „markiert" er verhalten, mit äußerst sparsamen Bewegungen. Der Cantaor zeigt durch bestimmte Kadenzen (caídas) an, daß die Letra beendet ist oder eine Pause für einen Remate (Abschluß einer Sequenz) gemacht wird – die Spannung steigt, und *Farruco*, genau im richtigen Moment und perfekt im Compás, beginnt einen seiner berühmten Remates: Man hält es nicht für möglich, daß dieser dicke Mann mit einer derartig animalischen Kraft und Wildheit tanzen kann, gleichzeitig jedoch immer jede seiner Bewegungen unter Kontrolle hat. Wütende Zapateados, die den Zorn über Elend und Ungerechtigkeit der gesamten Welt in den Boden zu stampfen scheinen, plötzliche Drehungen und Sprünge, bis er, genau an der richtigen Stelle des Compás, totenstill verharrt, zur Salzsäure erstarrt, nur seine Züge verraten Leben. Langsam beginnt er nach einer Weile (1 oder 2 Compás) des Verharrens, die Arme zu heben, langsam, bedeutungsvoll, und der Sänger singt von neuem. Jede seiner Bewegungen ist voller Tiefe und archaischer Kraft.

Er ist Sohn einer Familie wandernder Zigeuner und führte (und führt noch) ein sehr bewegtes und recht abenteuerliches Leben (sicherlich eine der Quellen seines spannenden Tanzes). Wie *Rafael de Paula* im Stierkampf oder *Manuel Torre* im Cante passiert es auch in seinem Falle häufig, daß der Zuschauer enttäuscht wird, weil sich *Farruco* nicht inspiriert fühlt. Guter Baile, wie alle Bereiche des Flamenco, ist weitgehend vom Moment abhängig, von den Anwesenden, von der Stimmung. *La Farruca*, eine seiner Töchter, ist eine sehr gute Bailaora.

Die berühmten Bailaoras in der ersten Hälfte dieses Jahrhunderts waren:

Josefina la Pítraca, *Gabriela Ortega* (Mutter von *Joselito* und *Rafael el Gallo*, Stierkämpfer von großem Ruhm); *La Geroma*; *La Mejorana*, (die in Sevillas Café Silverio Triumphe feierte und der die Kreation des „Baile por Soleá" zugeschrieben wird); *La Macarrona* gehörte zu den allerberühmtesten, auch sie tanzte in *Franconettis* Café Silverio, später im Burrero in Madrid, um dann auch in Paris aufzutreten. Ihr Ruhm verging, da guter Flamenco nicht mehr gefragt war, und sie starb in Sevilla in Armut, überzeugt davon, daß auch ihr geliebter Flamenco nicht mehr lange existieren würde (was schon unzählige Künstler, Aficionados, Dichter behauptet oder befürchtet hatten – es scheint jedoch ein ständiges Auf und Ab, von Renaissance zu Dekadenz und wieder Neubelebung).

Der Tanz der *Macarrona* war traditionell feminin, mit Hauptakzent auf den delikaten und subtilen Bewegungen der Arme, Hände und des Oberkörpers, fast ohne jedes Zapateado.

La Gamba, die mit *Manuel Torre* verheiratet war, besaß wie er einen exzentrischen Charakter, geprägt von zwei extremen Seiten ihrer Persönlichkeit – die eine warm, liebevoll und weich, die andere hart und kalt. Dies zeigte sich auch in ihrem Tanz, der dadurch noch an Spannung gewann.

La Sordita war eine exzellente Bailaora. Sie war taub, hatte jedoch einen unfehlbaren Sinn für Compás, sozusagen einen inneren Rhythmus. Wie konnte sie aber tanzen, wenn sie die Musik nicht hörte? Dies trifft nur insoweit zu, als sie den Cante nur intuitiv interpretieren konnte – in bezug auf den Compás der Gitarristen, die Gierres, Cortes und Remates: diese haben ihr zu folgen, nicht umgekehrt. Trug sie also diesen sechsten Sinn in sich, brauchte sie nur zu tanzen und die Gitarristen folgten ihr. Ein heute bekannter, ähnlicher Fall ist *La Singla*, die ebenfalls fast taub ist und dennoch hervorragend tanzt.

Bestimmt wurde die Epoche durch *La Macarrona* und ihre „Rivalin", *La Malena*. Beide waren exzeptionell und hatten sehr unterschiedliche Stile – die *Macarrona* tanzte feuriger, direkter als die *Malena*, deren Baile von verhaltenem Temperament und majestätischer war. Der Duende beider wird als überwältigend beschrieben.

Eine weitere Berühmtheit war *Pastora Imperio* – eine der wenigen, die dank ihres Geschäftssinnes nicht in Armut starben. Neben ihrer Kunst, die sie hervorragend beherrschte, leitete sie ein berühmtes Cuadro, in dem Manuel Torre, Ramón Montoya, Aurelio Sellé u.a. mitwirkten; und später führte sie mehrere Tablaos mit großem Erfolg (das Villa Rosa und Torre Bermejas in Madrid existieren noch heute). Ihre Liebe galt jedoch dem Flamenco puro, dessen Aussterben sie, wie so viele, befürchtete und den sie hervorragend tanzte.

Um 1900 führten zwei Argentinierinnen, *Antonio Mercé* – „La Argentina" – und *Encarnación López* – „La Argentinita" – den „stilisierten" Flamenco-Tanz ein – weitgehend vom spanischen Ballet beeinflußt und meist in festgelegten Choreographien getanzt. *La Argentina* tanzte als erste die Caña (der Soleá verwandt). Beide feierten Triumphe im Ausland, und *La Argentinita* wurde mit einer Bronzestatue durch die New Yorker Metropolitan Opera geehrt, die neben denen von *Caruso* und *Pavlova* steht.

Pilar López, die ebenso erfolgreiche jüngere Schwester und Schülerin der *Argentinita*, gründete nach deren Tod 1945 ihre eigene Companie. Ihr Tanz war weniger stilisiert als der der Argentinita, sie tendierte etwas stärker in Richtung Flamenco antiguo. Eines ihrer großen Verdienste war die gute Ausbildung von Bailaores. Fast alle heute bekannten männlichen Tänzer sind durch ihre Schule gegangen – *Antonio Gades*, *El Güito*, *Mario Maya* und andere.

Eine ausgezeichnete, mehr dem traditionellen Baile ohne Ballettzugaben zugewandte Tänzerin war *La Quica*. Auch sie hatte großen Einfluß auf viele heutige Tänzer und Tänzerinnen, unter ihnen *La Tati* und *Ciro Diezhandino*. *La Tati* zeigte mir Photos von einem ihrer Auftritte und sagte, manchmal erstaune es sie sehr, wie verblüffend ähnlich sie ihrer früheren Lehrerin auf manchen Bildern aussähe. Sie imitiere niemanden, aber irgendwie käme es so aus ihr heraus. Sie bewunderte *La Quica* sehr.

Andere ebenfalls sehr gute Bailaoras der vergangenen Jahrzehnte waren:

Rosario (Partnerin von *Antonio*); *Rosa Durán* (hervorragende Interpretin des Flamenco antiguo, Erfinderin des Baile por Petenera); *Regla Ortega* (aus der berühmten *Ortega*-Familie); *Maleni Loreto*, *Lucero Tena* und viele andere.

Doch eine Bailaora fehlt noch:

Carmen Amaya – die große Ausnahme unter den Bailaoras, die „Revolutionärin" des weiblichen Flamenco-Tanzes. Viele versuchten und versuchen sie zu imitieren, doch niemandem gelingt es. Warum? Sie war schlicht und einfach einzigartig – unnachahmlich. Sie machte genau das, was vom puristischen Standpunkt her gesehen „nicht den Regeln" entsprach: Sie verwandelte den eher verhaltenen femininen Tanz, der sich auf Oberkörper, Arme und Hände konzentrieren sollte, in einen wilden Tanz mit heftigen Bewegungen, wütenden Zapateados, die noch heute unerreicht sind, mit Betonung auf Kraft und Temperament. Sie kümmerte sich nicht um Traditionen und tanzte wie sie war. Dies allerdings so originell, so persönlich und trotz der großen Bewegtheit voller Tiefe, daß sie dennoch, oder gerade deswegen, zu <u>der</u> Bailaora der Epoche wurde.

Genialität ist nicht nachzuahmen, so daß das, was bei *Carmen* so exzeptionell wirkte, bei ihrem Imitatoren aufgesetzt, lächerlich und unweiblich wirkte.

Sie selber wandte sich mit zunehmendem Alter einem weiblicheren Tanzstil zu, wurde ruhiger und verwandelte das Feuer in Glut, was ihren Tanz zu wahrer Größe wachsen ließ.

Ein Jahr vor ihrem Tode (1963) wurde der Film „La Historia de los Tarantos" gedreht, mit *Carmen Amaya* in der Hauptrolle – ein wertvolles Dokument dieser großartigen Bailaora.

Sie tanzte bereits mit vier Jahren in Tavernen, immer auf der Hut vor der Polizei, denn Kinderarbeit war auch damals nicht erlaubt. Ihr Vater begleitete sie auf der Gitarre und versteckte sie, wenn Polizei kam. Mit 10 Jahren tanzte sie bereits in Cuadros mit Persönlichkeiten wie *Manuel Torre*, *Tomás* und *Pastora Pavón*.

Nach elfjährigem Nord- und Südamerikaaufenthalt war sie weltberühmt und reiche Besitzerin von Villen in Buenos Aires und Hollywood, beschenkt von Staatsherren wie dem Präsidenten der USA. Ihr Charakter, spontan und impulsiv, wurde durch diese Reichtümer in keiner Weise verändert – sie besaß eine beispiellose Gleichgültigkeit materiellen Werten gegenüber und war von unglaublicher Großzügigkeit.

Später ging sie wieder nach USA und nahm auf jeder ihrer Tourneen zwischen 25 und 40 Familienmitglieder mit (um sich nicht so allein zu fühlen im fremden Land). Die Truppe war legendär, eine bunte Mischung von Zigeunern, die überall Aufsehen erregten. Sie füllten Flugzeuge, Schiffe, Restaurants von Luxushotels und waren sicher nicht überall willkommen, betrachtet man die Tatsache, daß sie fast ständig und überall tanzten, sangen und spielten. Ihre Tourneen waren eine einzige große Juerga. Oft wurde mehr ausgegeben als verdient und Carmen verlor einen wichtigen Manager wegen dieser Eskapaden. Der Erfolg jedoch hielt an bis an ihr Lebensende. Mit 53 Jahren starb sie als reiche Frau in Bagur (Barcelona) an einer Nierenerkrankung. Kurz vor ihrem Tode wurde ihr von einem Gesandten des spanischen Königs ein Ehrenabzeichen überbracht, worauf sie gesagt haben soll: „Und was soll ich damit anfangen?" und es einem ihrer Ärzte überreichte mit den Worten „vielleicht haben Sie Verwendung dafür."

Nach ihrem Tod wurde ihr in Somorrostro, ihrem Geburtsort, ein Denkmal errichtet. Die Welt betrauerte sie wie nie zuvor einen Flamenco-Künstler; sie war eben die große Ausnahme.

Bailaores der heutigen Zeit:

Mario Maya aus Granada ist einer der kreativsten Bailaores unserer Zeit. Er verbindet in seinem Teatro Gitano-Andaluz den Flamenco mit einem sozial-politischen Anliegen: dem Kampf gegen Diskriminierung und Darstellung der jahrhundertelangen Tragik der Gitanos in Andalusien (Ay Jondo, Corre Gitano sind zwei dieser Werke), setzt aber auch Stücke wie Amargo von *García Lorca* in seine Flamenco-Theatersprache um oder tanzt reinen Flamenco, unabhängig von theatraler Aussage. Wie *Carmen Cortés* versucht er, gleichzeitig die Wurzeln des Flamenco jondo zu wahren und doch neue Wege zu finden, da für ihn eine Kunst nie stagnieren sollte. „Die Kunst muß in konstanter Entwicklung sein, denn die Gesellschaft verändert sich. Das Risiko besteht darin, daß jemand Neues kreieren will, der nicht über die Basis verfügt. Meine Werke enthalten diese Basis, wenn sie auch theatral sind, was nicht der Tradition entspricht. Ich versuche, innerhalb dieser Bühnenwerke die größtmögliche Reinheit des Flamenco zu bewahren." Seiner Meinung nach ist es sehr wichtig, um Tänzer, Gitarrist oder Sänger zu werden, lange Zeit unter Flamencos zu leben und so den Flamenco als Ausdruck einer Lebensform, nicht als akademisch erlernte, sinnentleerte Technik zu begreifen. Dies gilt vor allem für den Baile: „Er ist internationaler, spricht ein größeres Publikum an, das allerdings oft nicht den wahren Sinn dahinter versteht, sondern nur Vordergründiges in sich aufnimmt (plastische Bewegungen, ein Colorít, das nicht der Realität des Flamenco entspricht). Aus der Academia Amor de Dios gehen viele Tänzer hervor – doch sie beherrschen nur ihre paar Schritte (wie viele es auch sein mögen), ohne sich im Schoße des reinen Flamenco zu bewegen: sie können weder improvisieren, mit dem Rhythmus spielen, noch verfügen sie über die nötige Sensibilität, um mit dem Cante zu tanzen. Dafür muß man den Cante kennen und verstehen gelernt haben – in den Akademien lernt man nichts als schöne Schritte nach einer

C & A-Konfektion, nicht aber, sich mit den Cantaores nächtelang zu betrinken, bis die Sonne aufgeht. Das ist eine andere Welt".

Ein weiterer hervorragender Bailaor ist *El Güito*. Auch er ging, wie *Mario Maya*, durch das Ballett von *Pilar López*. Er tanzt, wenn er inspiriert ist, mit sehr viel Duende und verfügt über ein großes Maß natürlicher Eleganz und Arte. Sein Baile ist technisch nicht so hochgeschraubt wie der anderer, sagt aber oft wesentlich mehr aus.

Auch *Manolete* gehört zu den Top-Tänzern der heutigen Zeit. Er tanzt sehr männlich, mit „cojones" (ein häufig gebrauchter Ausdruck für Mut und Kraft, dessen eigentliche Bedeutung eine andere ist, im Deutschen nicht gebräuchlich; man könnte es durch das amerikanische „guts" übersetzen). Auch ist sein Zapateado rhythmisch sehr interessant und sein Sinn für den Compás überwältigend.

Eine Ausnahme unter den Flamencos bildet *Ciro Diezhandino*, entstammt er doch einer nichtandalusischen Akademiker-Familie (in der allerdings eine große Afición bestand) und hätte eigentlich Rechtsanwalt werden sollen. Er entschied sich jedoch für den Baile, seine große Leidenschaft von Kindheit an. Er nahm Stunden bei *Vicente Escudero, Antonio Mairín* und *La Quica*. Er tanzte in der Compagnie des berühmten *Antonio* und leitete 15 Jahre lang ein Tablao in den Vereinigten Staaten. „Viele mußten ins Ausland gehen, weil es in Spanien wenig Arbeit gab."

Heute widmet er sich dem Unterrichten und nimmt diese Aufgabe sehr ernst. Seiner Meinung nach befindet sich der Flamenco-Tanz in einer „Talentkrise" – er meint dies nicht im technischen Sinne, sondern kritisiert den Mangel an Persönlichkeiten, die wirklich aus der Menge herausragen. Diese Persönlichkeit haben für ihn *Manuela Carrasco*, auch *Farruco*; viele andere sind technisch gut, haben aber keine Tiefe. „Sieht man jemanden mit Persönlichkeit tanzen, vergißt man es nie." Er spricht sich gegen erzwungene „Neuerungen" aus, ihm gefallen keine Arrangements und Mischformen – Entwicklung ja, aber langsam und aus den Personen heraus, niemals forciert. *Ciro* sagte mir: „Wenn Flamenco Kunst ist, ist er Kunst für alle." Er hält diejenigen schlicht für dumm, die über Ausländer lachen, während doch diese eine Ausdrucksmöglichkeit im Flamenco suchen und sehen. „Der Flamenco ist schon nicht mehr ausnahmslos andalusisch, und im Ausland besteht eine sehr große Afición."

Auch er beklagt sich über die zum Teil unkluge oder einfach unzureichende Förderung des Flamencos seitens des Staates: „Die Spanier mögen eine hohe individuelle Intelligenz besitzen – an einer kollektiven Intelligenz mangelt es ihnen erheblich. Wäre der Flamenco in Japan oder sonstwo erfunden worden, würden Millionen von Yen in seine Förderung investiert. Da gibt es zum Beispiel die Cumbre Flamenca (alljährlich Mammut-Veranstaltung, in der alle Spitzen-Künstler auftreten). Sie ist eine Art „Marathon" und muß für einen Neu-Aficionado eine Tortur sein, es ist einfach zu viel auf einmal. Nur ein eingefleischter Aficionado hält es aus, Stunden um Stunden Cantaor nach Cantaor anzuhören. So werden also potentiell Interessierte durch diese Veranstaltung eher abgeschreckt. Besser wären mehrere kleine Veranstaltungen, übers Jahr verteilt."

Es liegt hierin tatsächlich ein großes Problem: die ohnehin niedrigen Subventionen wurden noch stärker gekürzt, das spanische Fernsehen überträgt zwar ab und zu einen Auftritt von Flamenco-Künstlern, läßt jedoch genau die, die am ehesten förderungswürdig wären, außer acht, oft zugunsten von teilweise antiquierten und oft kitschigen Klischee-Flamenco-Shows. Vielfach wird die Auswahl nicht nach Güte, sondern nach Beziehungen getroffen, so daß viele, die es wert wären, nie zu sehen sind, weil ihnen die nötigen Mittel (Beziehungen und Geld) fehlen.

Kürzlich wurde erstmalig eine Lehrstelle für Flamenco-Tanz an der Universität von Granada vergeben. Dies ist an und für sich sehr positiv, nur hätte es wesentlich geeignetere Kandidaten dafür gegeben als die ausgewählte Bailaora, deren Bühnenwerke nicht mehr als das Klischee des fröhlich-bunten Andalusiens wiedergeben. Wo bleibt *Mario Maya* mit seinem „Ay jondo", oder *Carmen Cortés* mit „Flamenco-Flamenco" und „A Contraluz"? Beide sind auch tänzerisch sowie von ihrer Aussagekraft her wesentlich geeigneter als besagte Bailaora und bringen ebenfalls eine große pädagogische Fähigkeit mit sich.

Viele hochqualifizierte Tänzer konnten ihre Werke aus Geldmangel nicht zur Aufführung bringen. Es bedarf beträchtlicher Mittel: Werbung, Theatermiete, Techniker (Licht, Ton), Musiker, Sänger, Tänzer, Flugtickets, Verpflegung, Hotel etc. Häufig werden kleinere Stücke genommen, mit weniger bekannten Künstlern, um die Kosten zu mindern. Auf diese Weise sind schon viele Projekte gescheitert und viele Künstler nicht zu ihrem gebührenden Stellenwert gekommen.

Ähnlich verhält es sich mit Bestrebungen, Lokale zu führen, die nicht den üblichen Show-Flamenco anbieten, sondern qualitativ Hochstehendes. Ein Beispiel war das 1982 in Madrid eröffnete Café Silverio (nur der Name ist identisch mit dem berühmten Sevillaner Café Cantante des letzten Jahrhunderts). Es gehörte zu einer neuen Gattung von Flamenco-Lokalen, Café de Cante genannt. Die Inhaber wollten in kleinem, intimen Rahmen vor allem guten Cante und Toque, jedoch auch hin und wieder Baile, anbieten, ohne jedoch die hohen Preise der Tablaos zu verlangen. Es sollte kein Touristenlokal sein, sondern ein Ort, in dem ernsthafter Flamenco gemacht wurde. Ein Getränk kostete ca. 500 bis 700 Peseten (im Tablao bis zu 3000 Peseten), der Raum faßte ungefähr 50 bis 60 Personen, so daß die Rechnung schlicht nicht aufging: die höch-

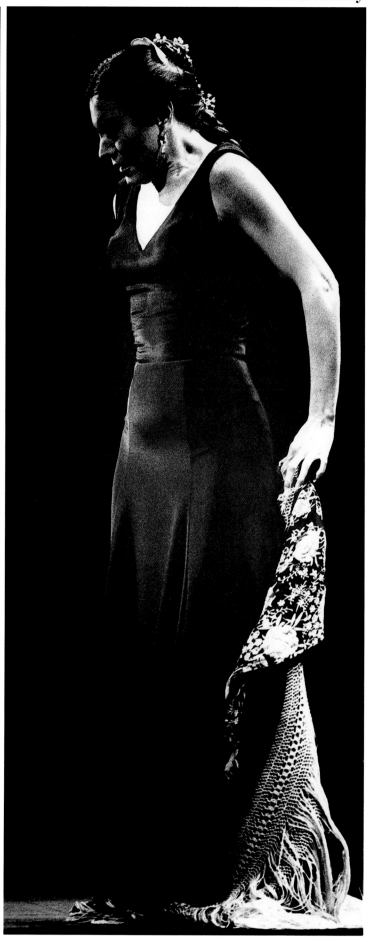

ste Einnahme betrug um die 27.000 Pesetas, und dies nur an Tagen, an denen viele Gäste kamen. Hiervon mußten nun Miete, Künstler, Angestellte, Getränke bezahlt werden – kurz: das Café Silverio lebte nicht lange. Leider ist dies meist das Schicksal solcher idealistischer Bemühungen.

Zurück zu den Tänzern und Tänzerinnen unserer Zeit: Ein junger Bailaor aus Sevilla begeistert seit einiger Zeit die Aficionados: *Antonio Canales.* Sein Tanz ist von Charakter, Duende und Kreativität, und er verfügt über einen sehr persönlichen Stil, der ihn von anderen abhebt.

Antonio Gades ist der Tänzer, der es wohl zu größter Bekanntheit im Ausland gebracht hat. Nun beruht dies allerdings nicht auf der Tatsache, daß er besser ist als andere, sondern auf geschickter Publicity und hervorragendem Geschäftssinn. Er unterbricht manchmal abrupt seine Arbeit, löst seine Truppe auf und zieht sich zurück in sein Haus in Argentinien. Der Preis, den er für seine Berühmtheit zahlen muß, ist der Verlust des Privatlebens, „Vermarktung" seiner Person als Produkt, ebenso wie seiner Werke, die teilweise (wie „Carmen") über Jahrzehnte hinaus in aller Welt kontraktiert sind. Darunter leidet natürlich die Qualität.

Bailaoras der heutigen Zeit:

Manuela Carrasco, Merche Esmeralda, Cristina Hoyos, La Tati, La Tolea und die mich am stärksten beeindruckende *Carmen Cortés.*

Sie genießt vor allem unter Flamenco-Kennern die ihr gebührende Anerkennung, hätte aber bei gezielter Förderung einen weit darüber hinausreichenden Bekanntheitsgrad. Denn wo sie auftritt, sei es in Spanien, Japan, USA, Frankreich oder Skandinavien, hinterläßt sie absolute Begeisterung. Ihre Aussagekraft geht über den reinen Flamenco hinaus. Sie hat selbst dem etwas zu sagen, der wenig von Flamenco versteht. Rein durch die ungeheure Kraft ihrer Persönlichkeit und ihrer Körpersprache fasziniert sie. Um wieviel mehr dann erst den, der gleichzeitig ihre tiefe Kenntnis des Flamenco und ihren tiefverwurzelten Rhythmus begreift! Sie ist eine der kreativsten und intelligentesten Bailaoras, ihr Tanz ist anders – und dennoch zutiefst flamenco. Er wirkt nicht klassisch, nicht jazzig, nicht modern – auch wenn sie ihren Baile um eine Vielzahl an Elementen erweitert hat. Er trägt die Basis des Flamenco in sich und formt so alle neuen Elemente in diese Sprache um. Sie selbst definiert ihren Flamenco folgendermaßen: „Die Suche nach einem neuen und frischen Flamenco, geboren aus einer künstlerischen Unruhe, steht in keiner Weise im Widerspruch zum traditionellen Flamenco. Im Gegenteil: Für jeden Künstler, der sich als Flamenco fühlt,

ist der Flamenco jondo eine innere Notwendigkeit und die Quelle, aus der jede Bereicherung entspringen muß."

Ihr letztes Bühnenwerk FLAMENCO verdeutlicht die Entwicklung des Flamenco von früher bis heute und zeigt vielleicht Wege für die Zukunft.

Im ersten Teil sind Beleuchtung sowie Bühnenbild und Farben der Kostüme gedämpft gehalten, in Brauntönen, die an vergangene Zeiten denken lassen. In diesem Abschnitt des Werkes werden von Toná bis Polo, Cantiñas, Jaleos und Tangos die unterschiedlichen Arten des Cante, Toque und Baile antiguo gezeigt. Jeder Teilnehmer trägt durch seine Form des Ausdrucks zum Gesamtbild bei.

Im zweiten Teil werden die heutigen Tendenzen des Flamenco dargestellt, sowie Möglichkeiten für die Zukunft, ohne je die Wurzeln des Flamenco jondo zu verlieren.

Bei gleichem Bühnenbild erscheint eine andere Dimension durch eine andersartige Beleuchtung, die die Akzente verändert. Sänger und Gitarristen stimmen eine Rondeña an (Rondeña Toque, nicht identisch mit der Rondeña, die ein den Verdiales ähnlicher, heiterer und folkloristischer Tanz ist; der Rondeña Toque wurde erstmals von *Ramón Montoya* gespielt und ist als Tanz nur von ganz wenigen umgesetzt worden, das gleiche gilt für den Cante). Die Cantaores vermitteln hier die neue Harmonie und Bedeutung, die dem Cante Flamenco durch den Cante por Rondeña hinzugefügt worden ist; die Gitarristen demonstrieren die wunderbaren Möglichkeiten der heutigen Flamenco-Gitarre.

Nach dieser Einleitung erscheint die Bailaora, deren Silhouette von subtil abgestimmten Scheinwerfern auf den Hintergrund projiziert wird. Sie hört den Cante und nähert sich den Tänzern, diese wie aus einem Traum erweckend, tröstend, Gitarristen und Sänger streichelnd. Nun vernimmt man einen profunden Gesang nach Versen von Luis Rius:

De qué tierra será donde
su mar?
-dicen- cual es su sol,
su aire, su rio?
mi origen se hizo algo
sombrío
y cuando a él vuelvo no lo
vuelvo a hallar.

Cada vez que me pongo
a caminar
hacia mí pierdo el rumbo,
me desvío no hay aire, rio,
mar, tierra, sol mío con lo
que no soy yo voy siempre
a dar.

Zu welchem Land gehört
dieses Meer,
welches ist seine Sonne,
sein Wind, sein Fluß?
Meine Herkunft liegt
verborgen,
suche ich sie, entweicht
sie mir.

Such ich mich zu finden
irre ich.
Es gibt nicht Luft, Fluß, Meer,
nicht Land und Sonne
immer treffe ich auf das,
was ich nicht bin.

Si acaso alguna vez logre mi ensueño fué camino al amor me hallé contigo piel a piel, sombra a sombra, dentro a dentro.

Fand ich einmal Schlaf und Traum und führten seine Wege zur Liebe so war ich mit Dir Haut an Haut, Schatten an Schatten, Innen an Innen.

El frágil y hondo espejo se rompió y ya de mí no queda más testigo que ese otro extraño que tambien soy yo.

Der empfindliche, tiefe Spiegel zerbrach und von mir bleibt kein Zeuge als dieser andere Fremde, der auch ich bin.

Bailaores

Suche nach Identität, nach Wurzeln, auch Wahrung dieser Identität in Gegenwart und Zukunft – Flamenco gestern, heute und morgen.

Diese avantgardistische Rondeña wird unterbrochen durch eine archaische Siguiriya, wodurch Kontraste und Gemeinsamkeiten verdeutlicht werden. Einerseits theatrale, plastische und stilisierte Bewegungen, andererseits primitive Kraft und Tiefe. Diese Kreation von *Carmen Cortés* ist ein hochinteressanter Wegweiser in die Zukunft des Baile Flamenco.

Auf diesen Einstieg in den heutigen Flamenco folgen ein Taranto, Bulerías und eine Granaína (die bisher nicht getanzt wurde). Die gesamte Musik des Werkes Flamenco Flamenco wurde komponiert von *Gerardo Nuñez*, diesem zukunftsweisenden jungen Gitarristen.
Garderobe und Dekor sowie Beleuchtung schaffen auch hier eine spezielle Atmosphäre, zusammen mit der Einheit aus stilisierten Formen und plastischen Bewegungen.

Carmen Cortés (wie auch *La Tati, Merché Esmeralda, El Güito, Manolete, Ciro* und andere) unterrichtet gleichzeitig an der berühmten Schule „Amor de Dios" in Madrid.

●

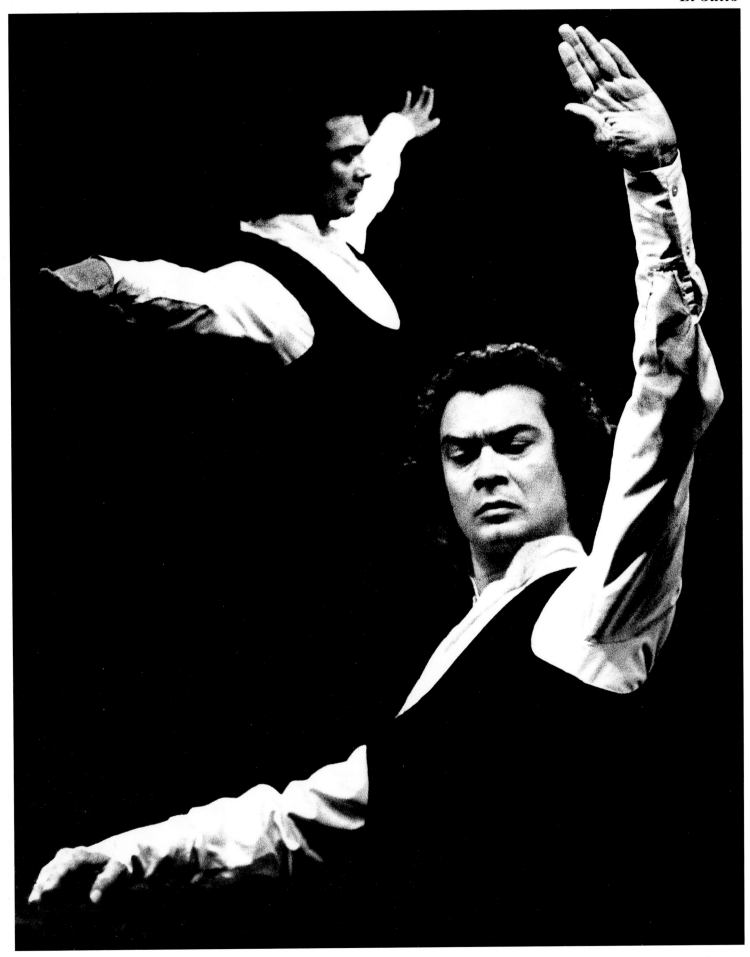

El Farruco

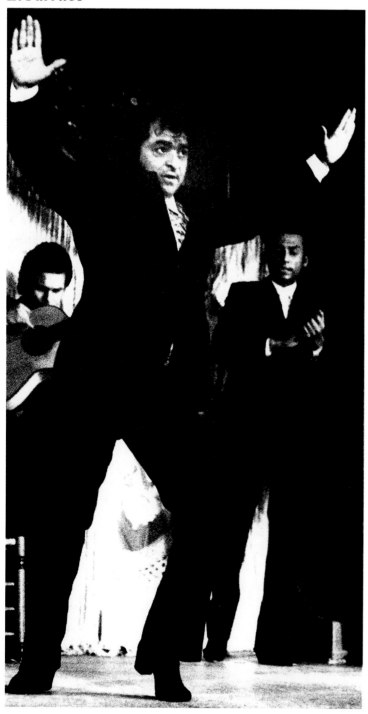

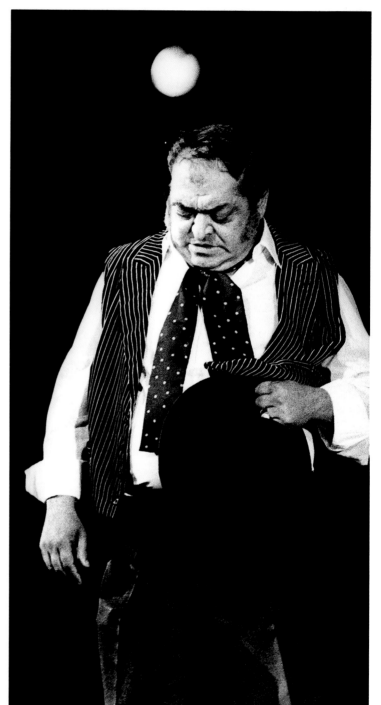

El Farruco

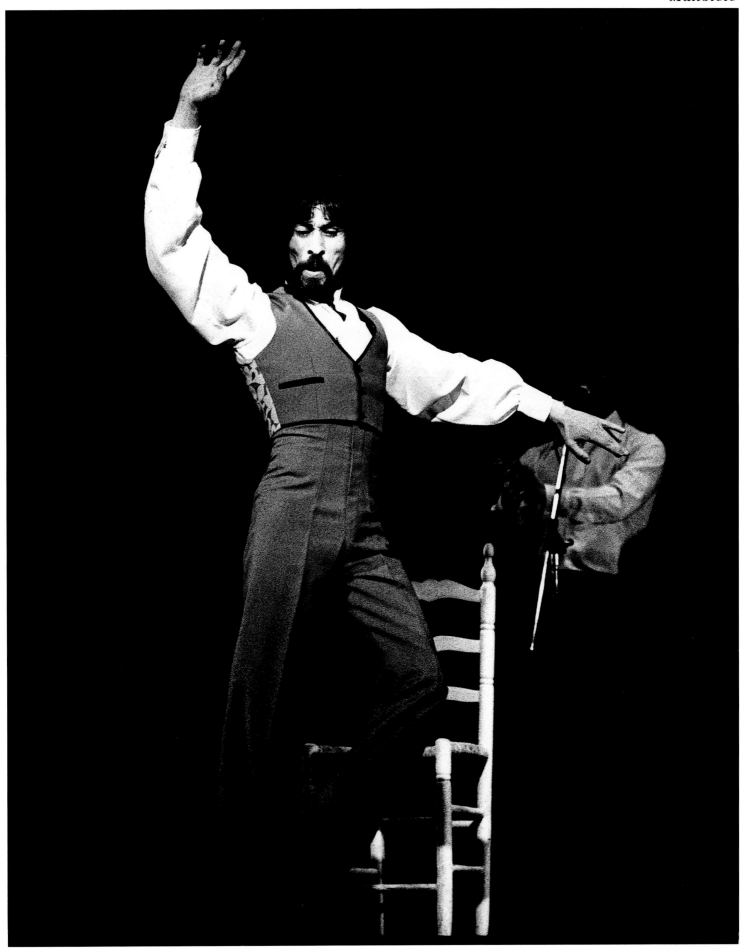

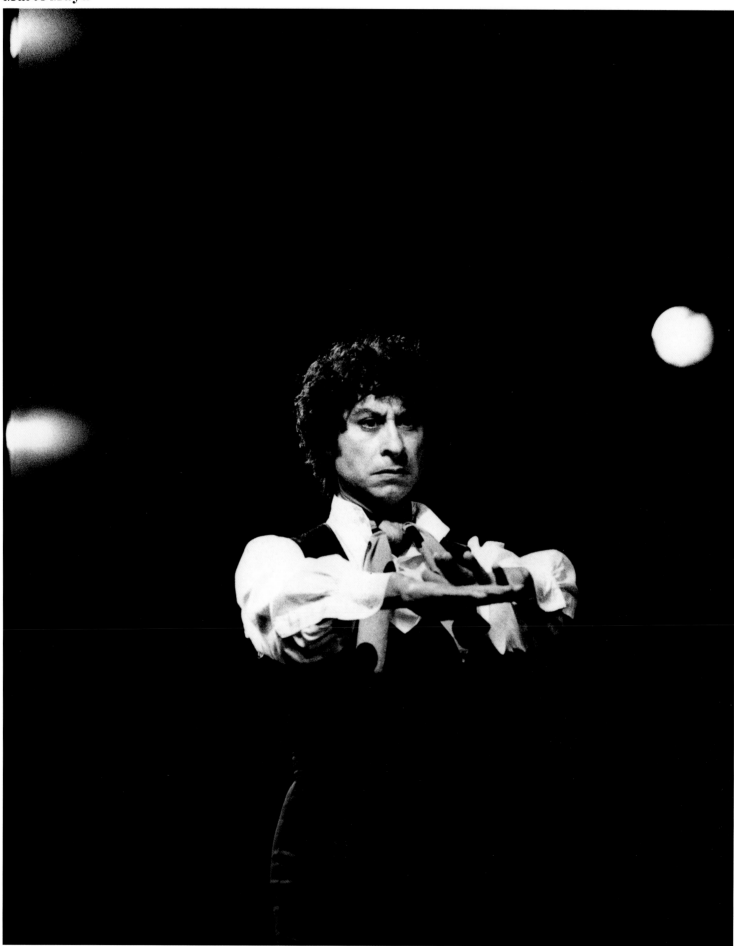

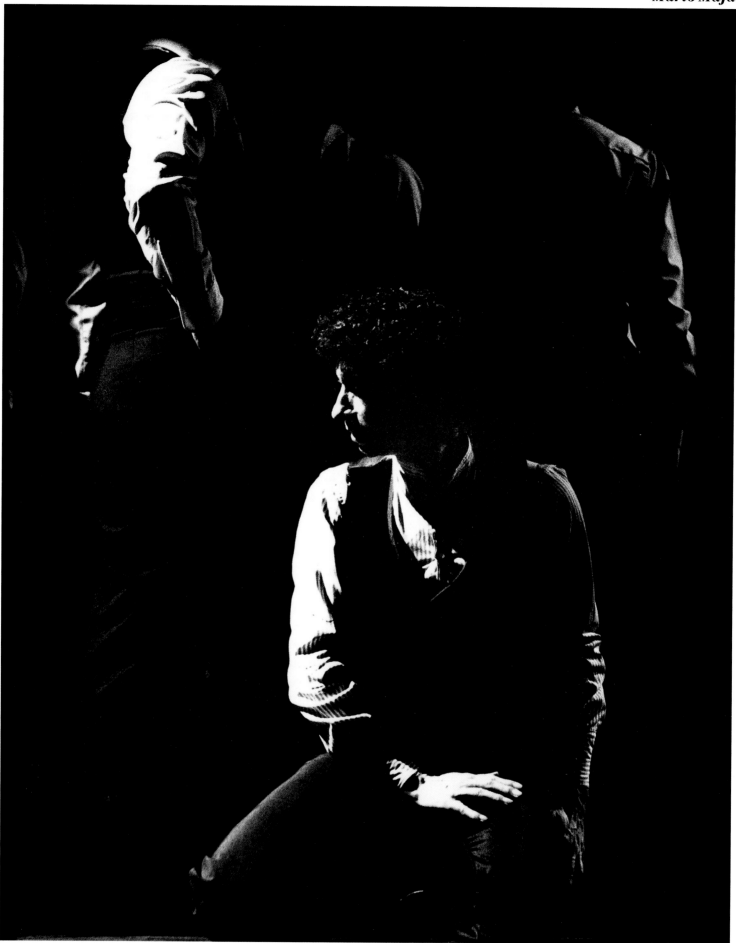

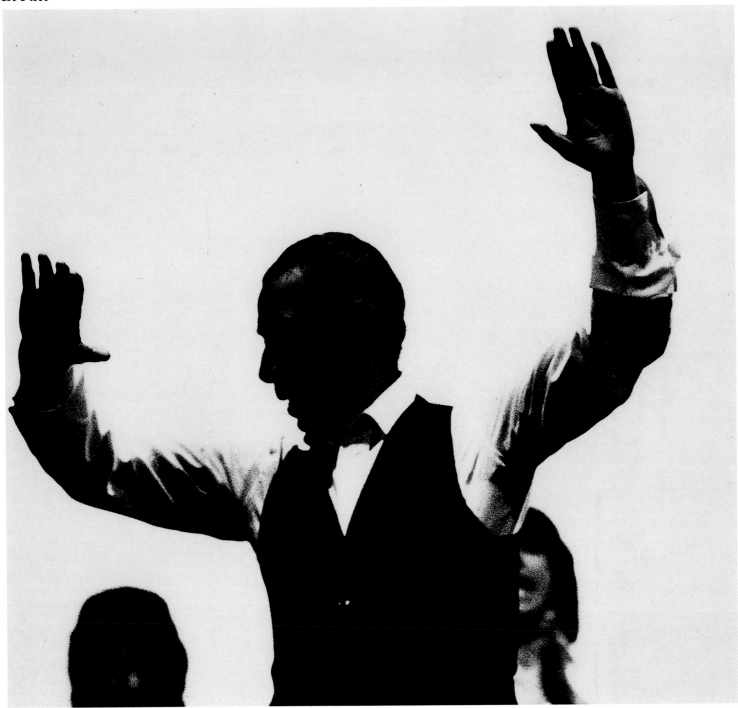

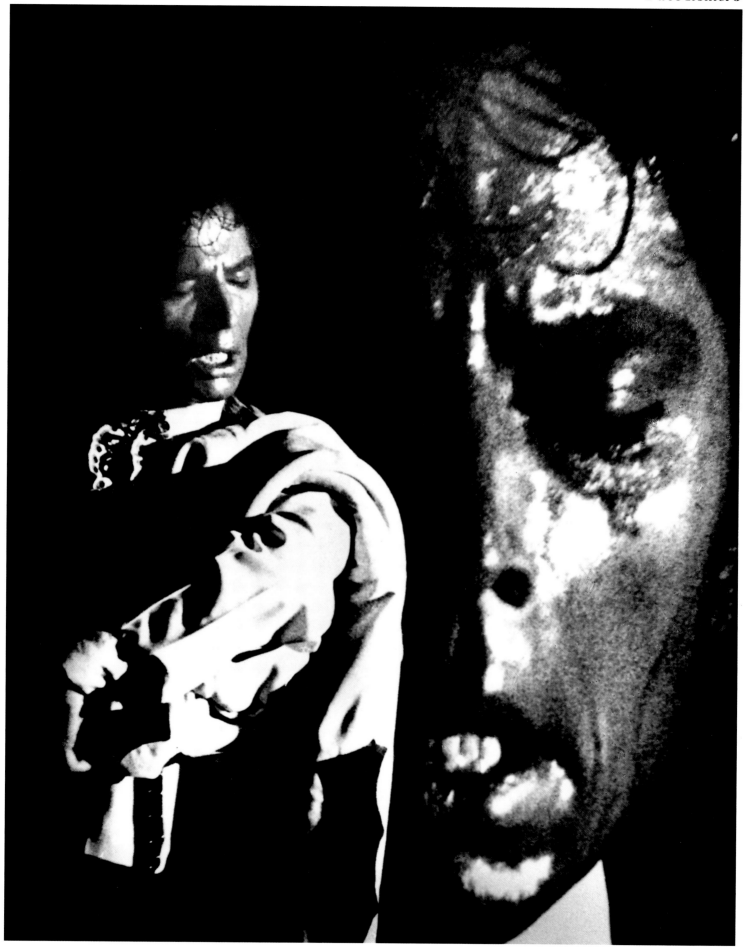

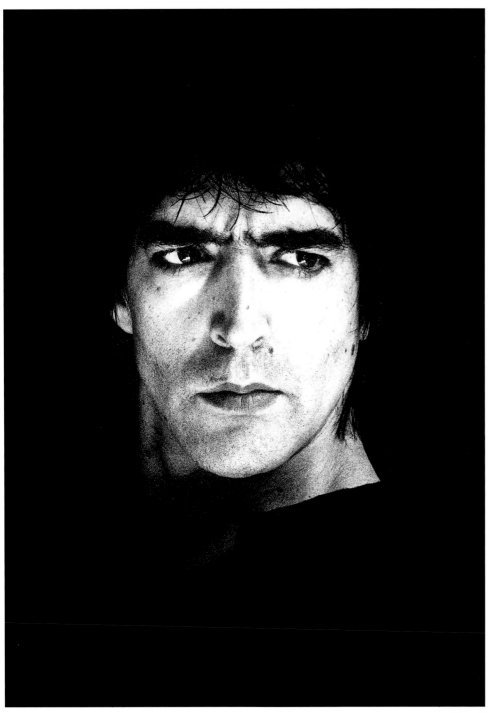

Raul

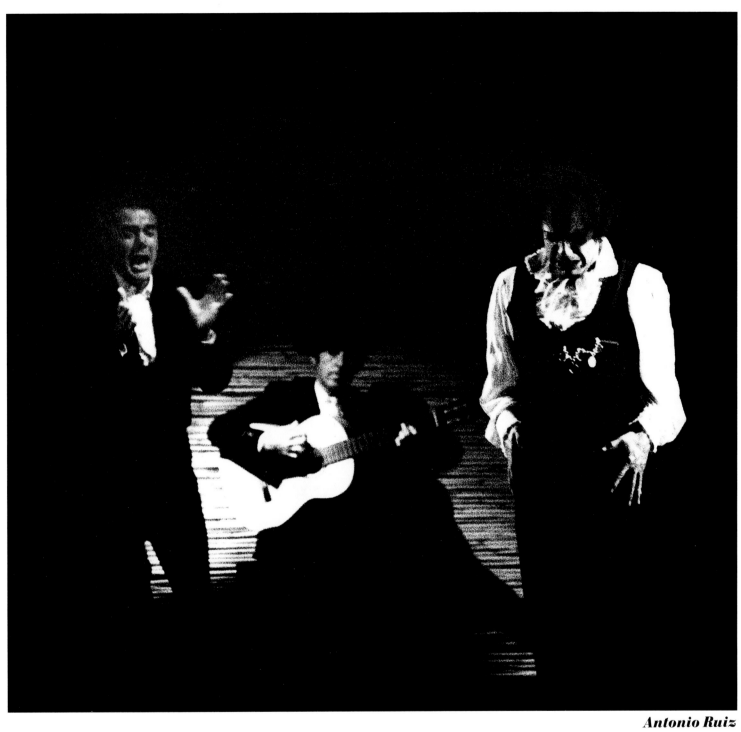

Antonio Ruiz

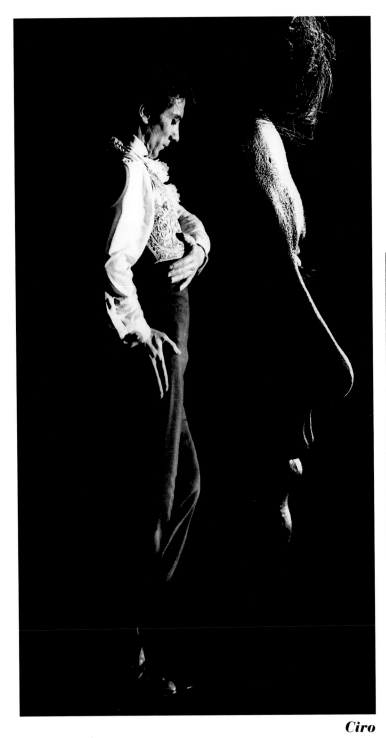

Ciro

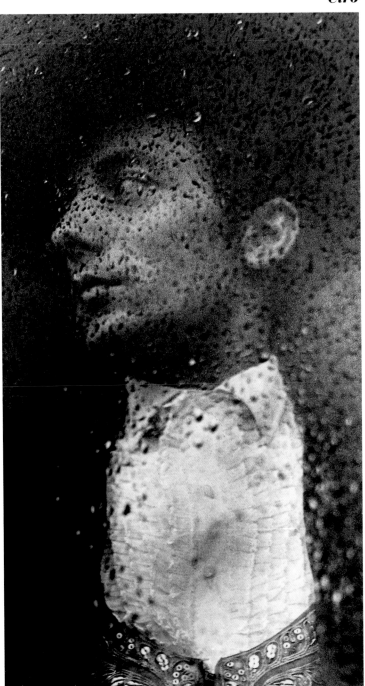

Ciro

Javier Barón

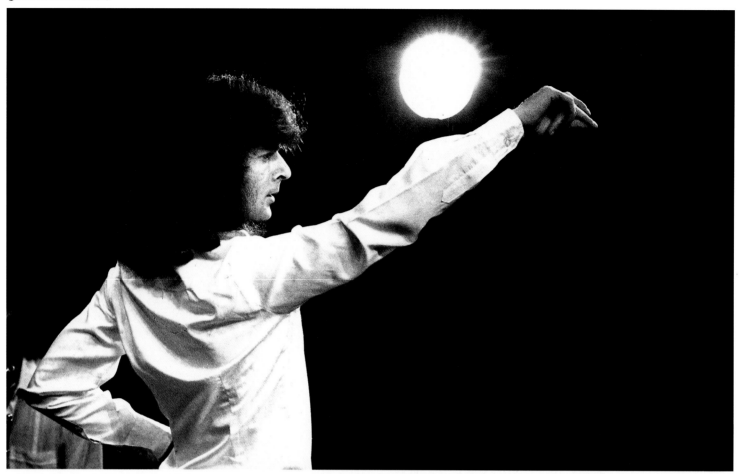

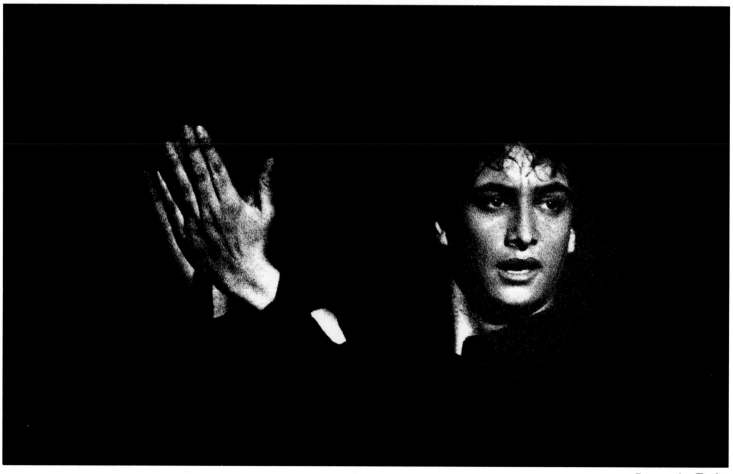

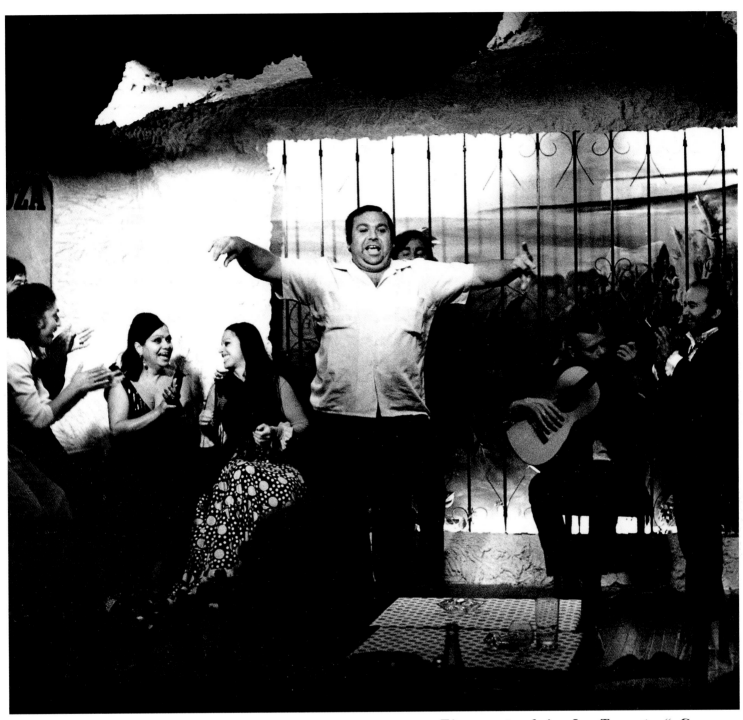

Zigeunertaufe in „Los Tarantos", Caracas

Bailaoras

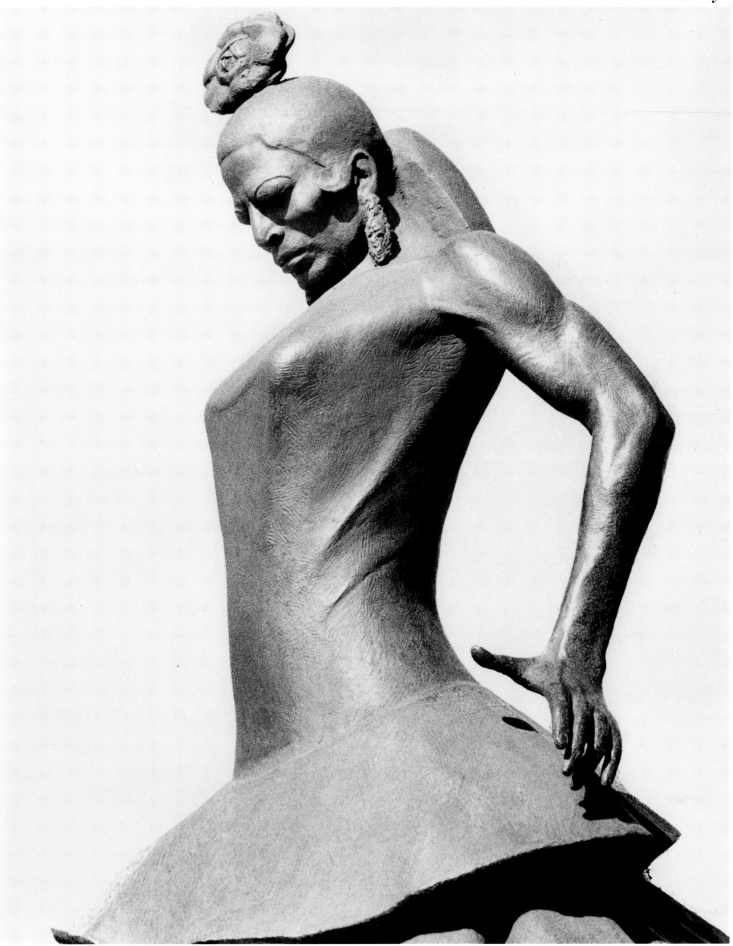

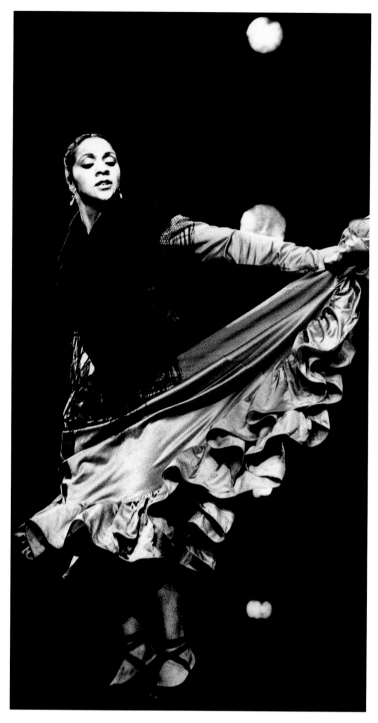

Carmen Cortés

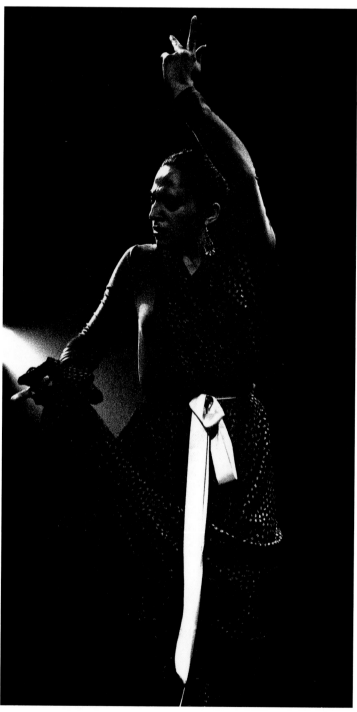

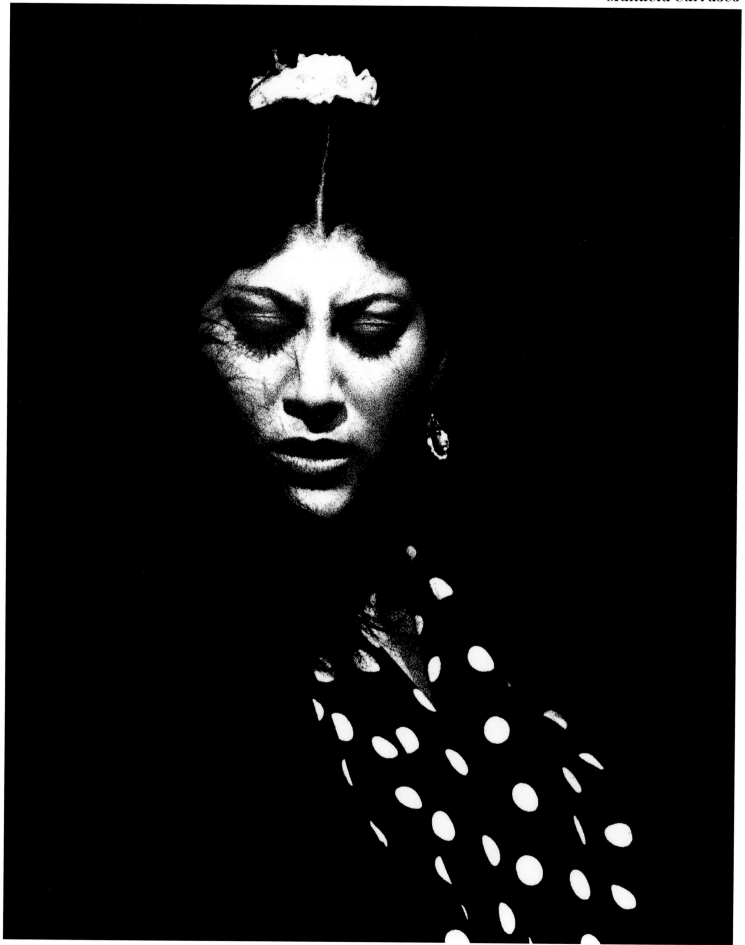

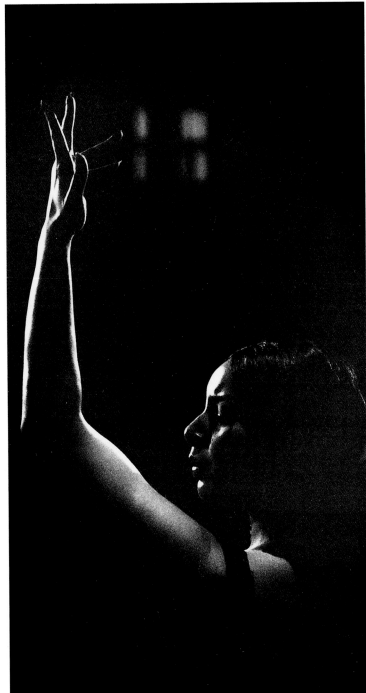

Estrella Morena

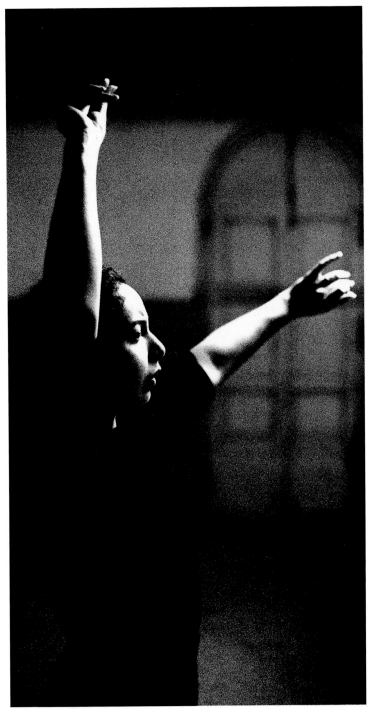

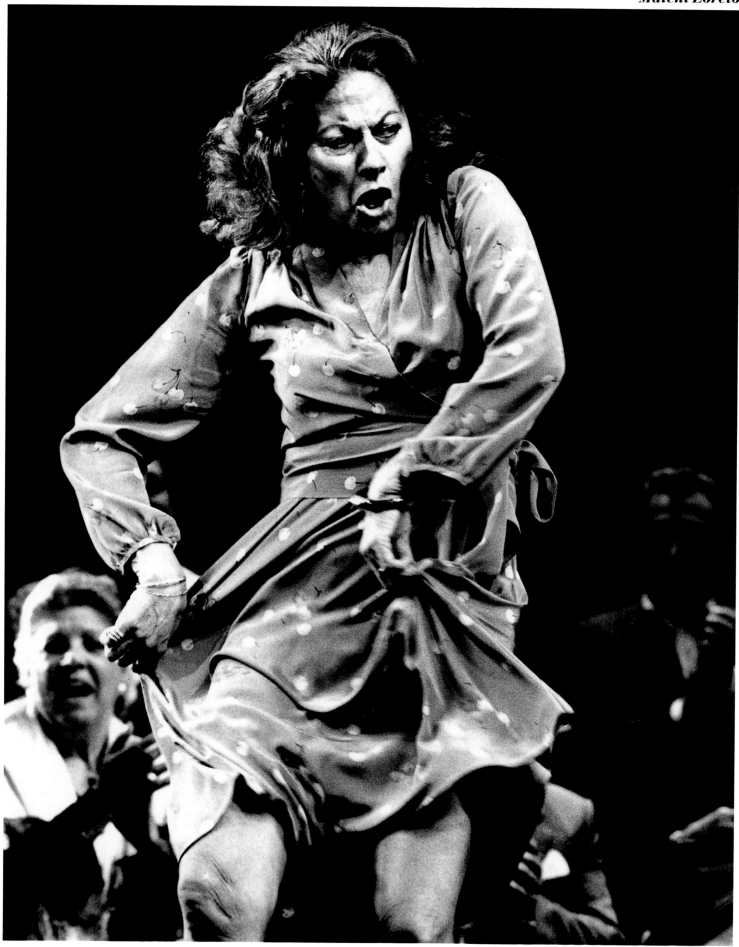

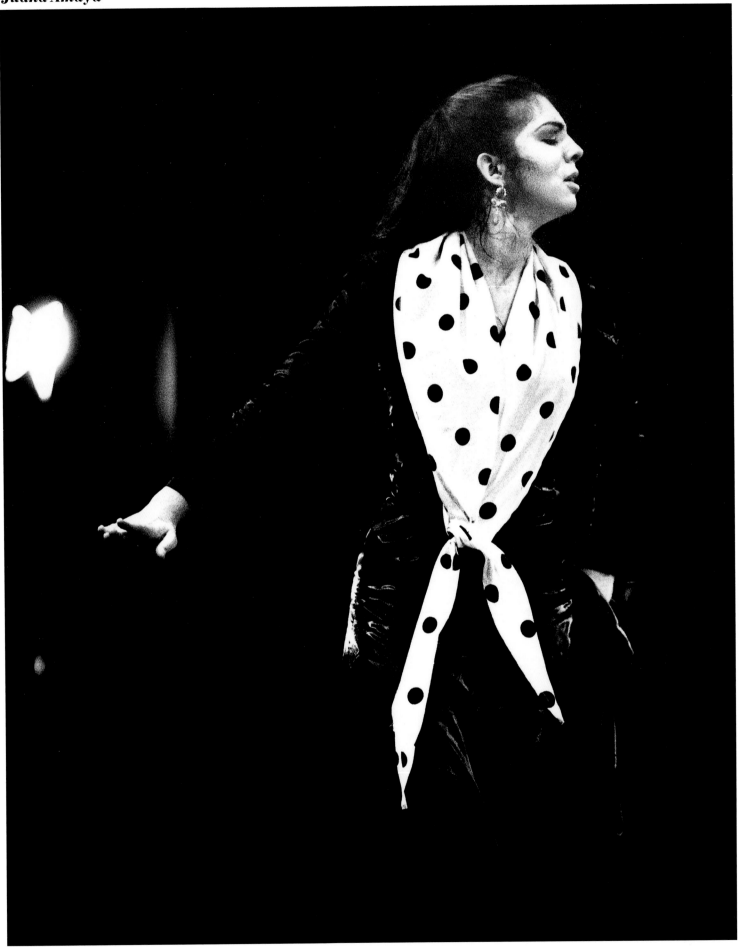

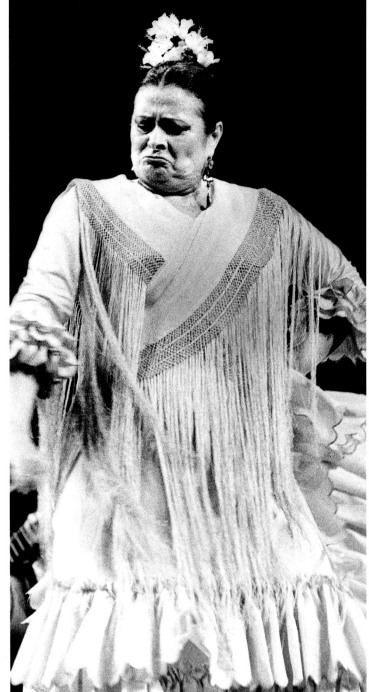

Matilde Coral

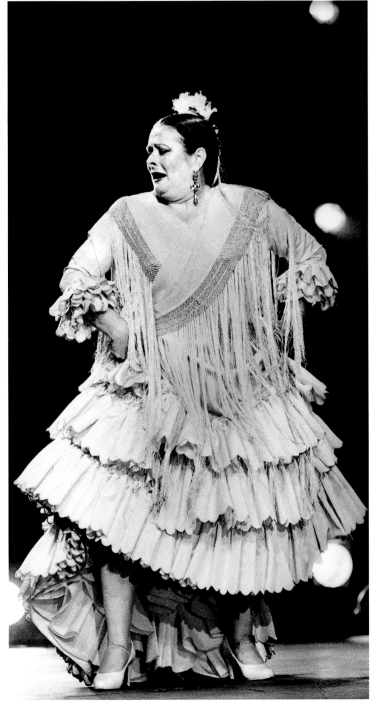

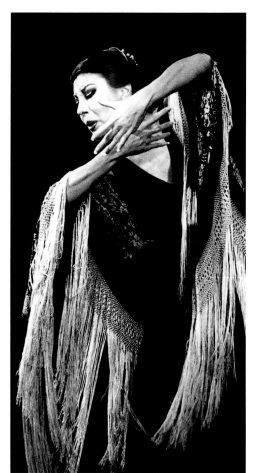

Blanca del Rey

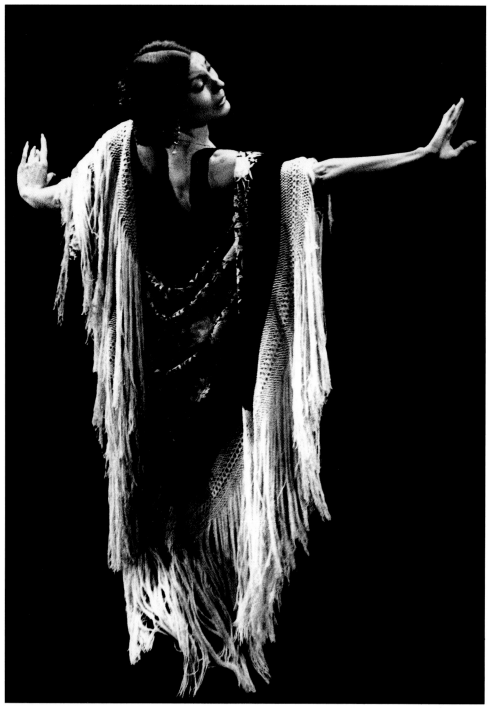

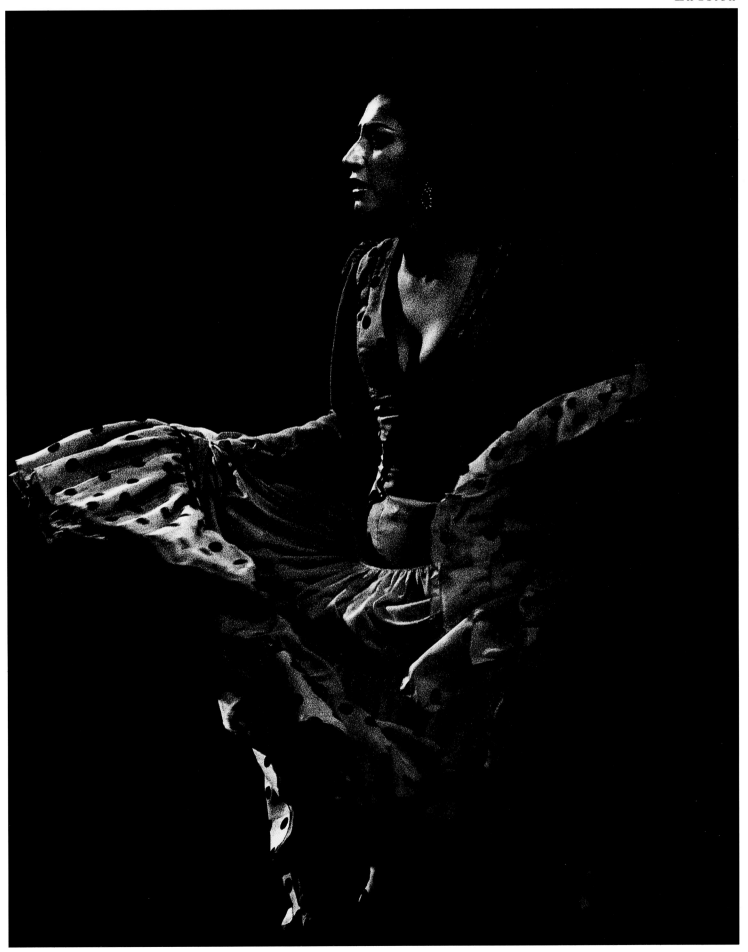

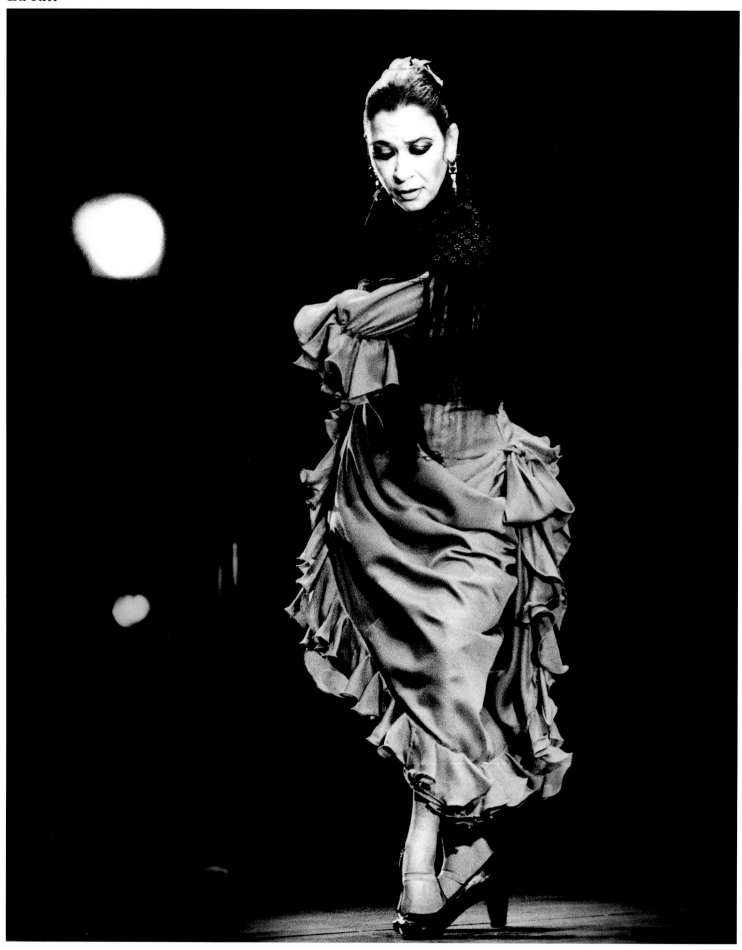

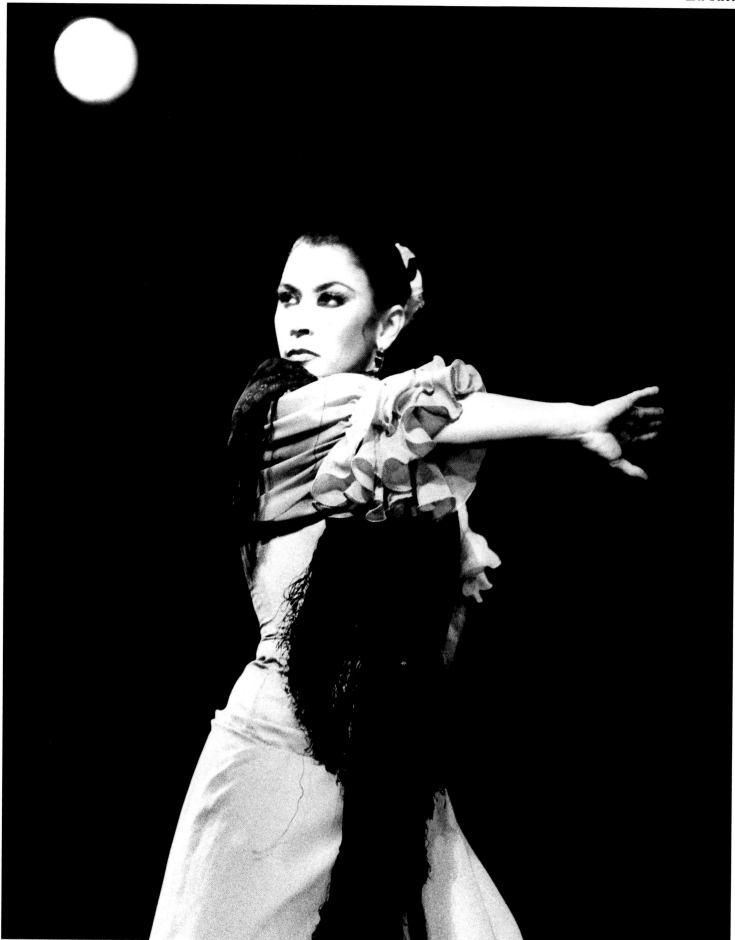

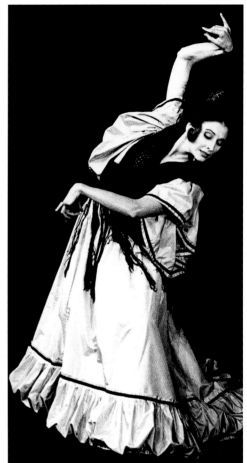

Merche Esmeralda

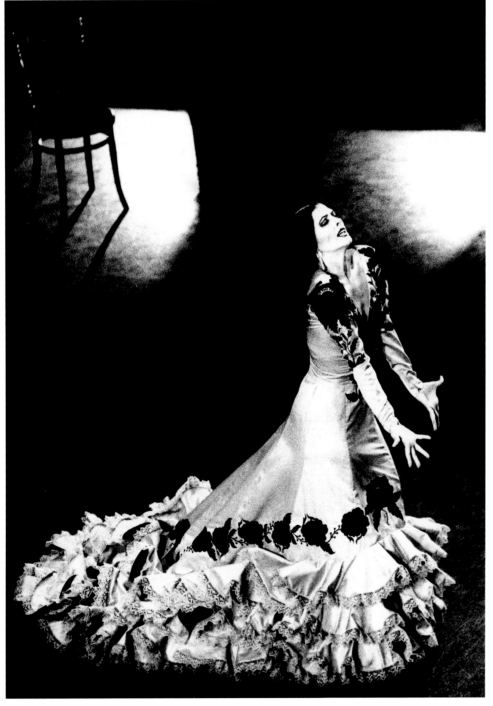

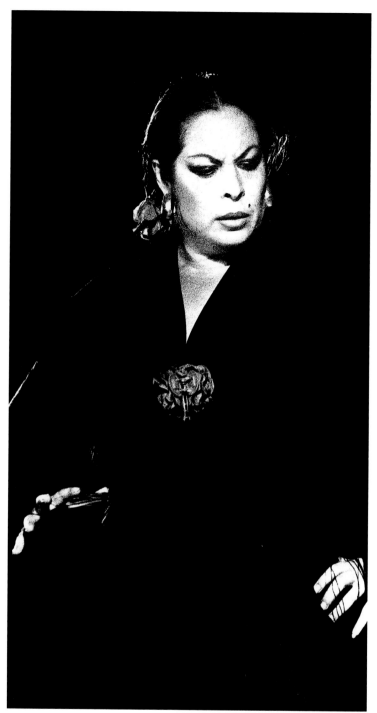

La Chana

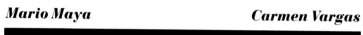

Mario Maya   Carmen Vargas

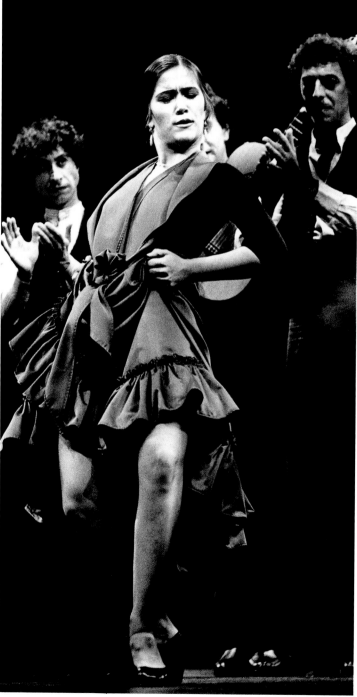

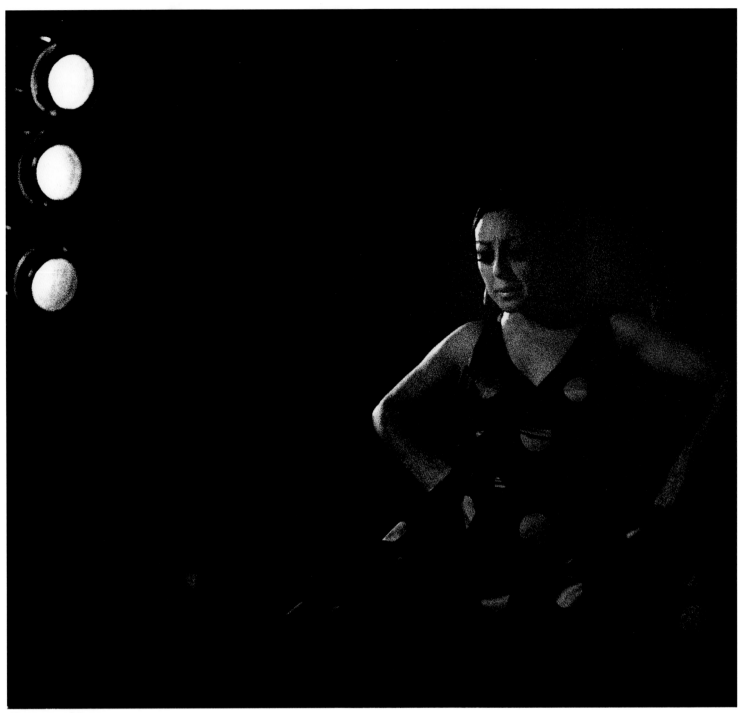

Carmen Mora

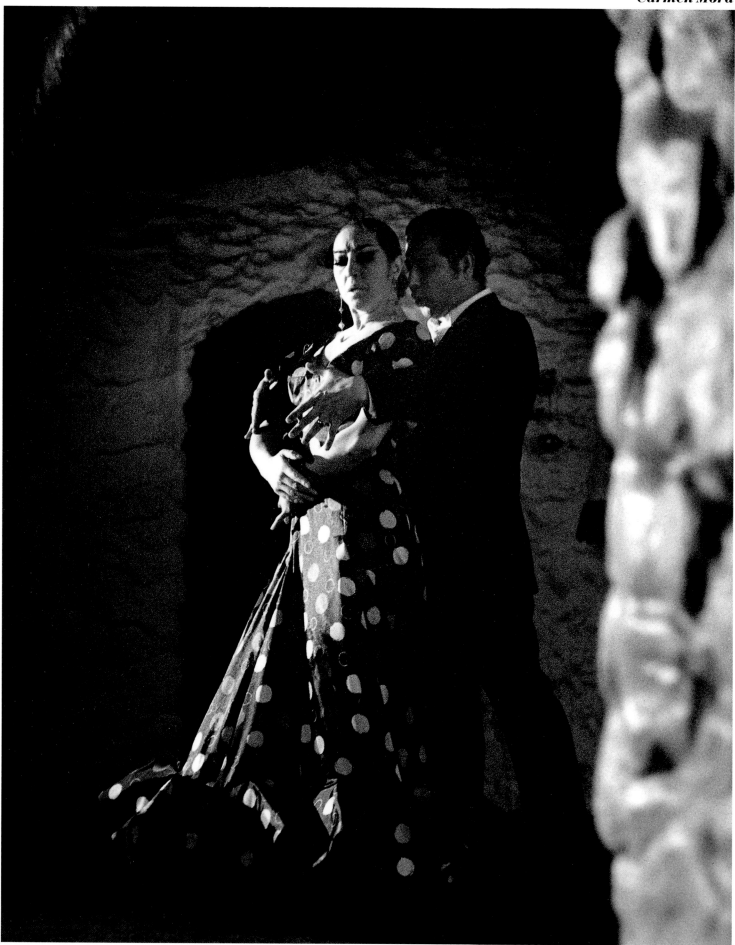

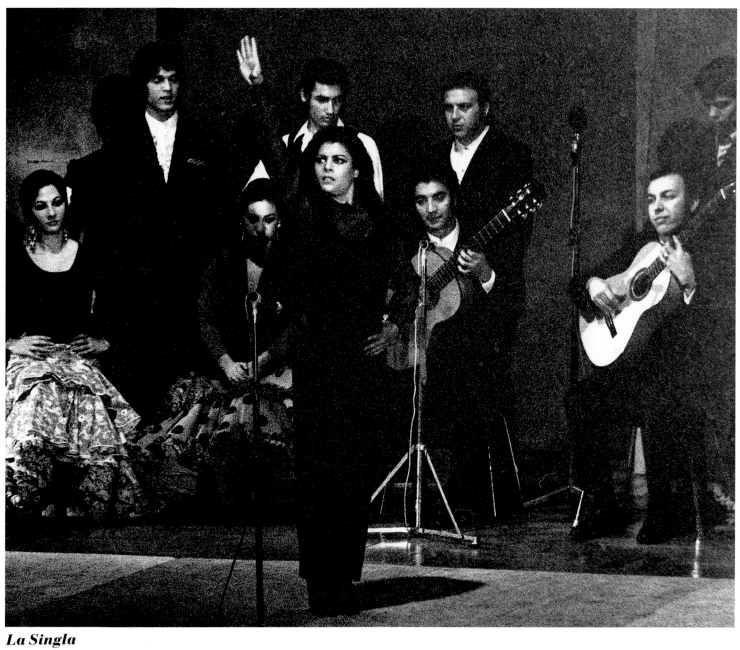

La Singla

Luisa

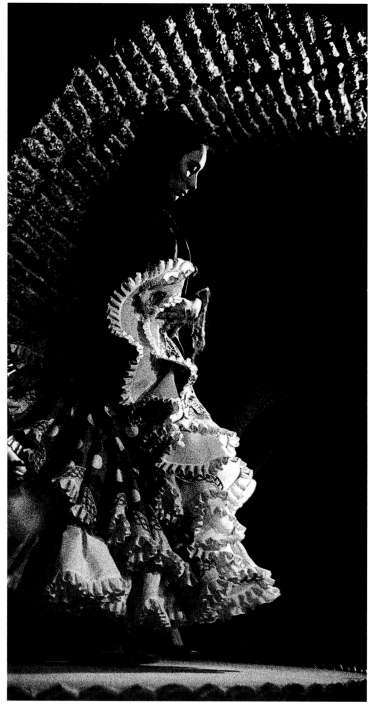

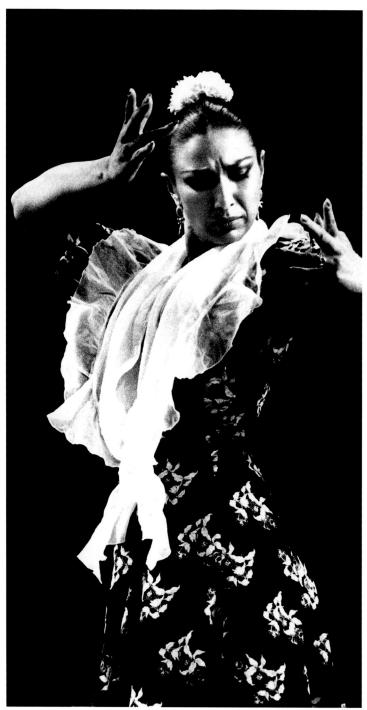

Ana Parilla

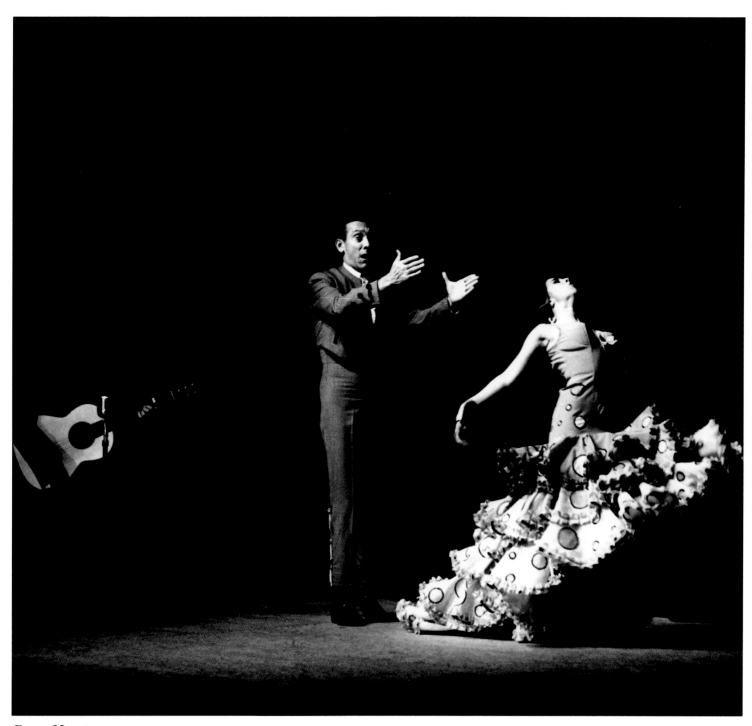

Rosa Montoya

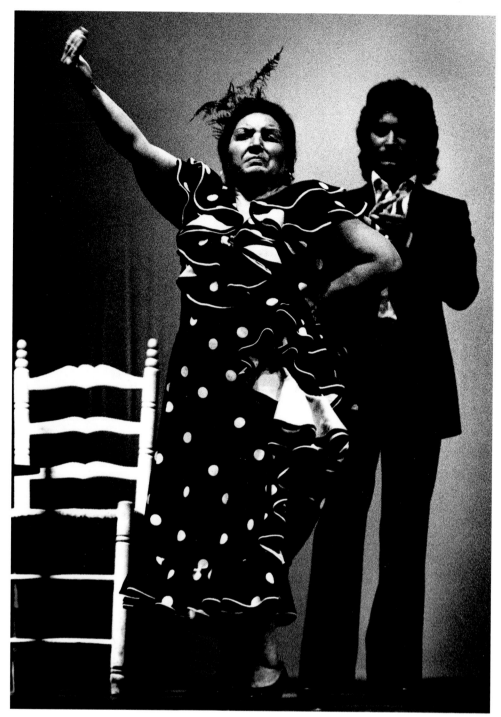

La Lili

Guitarra Flamenca

Vor allem der Toque hat gegenüber Baile und Cante in den letzten Jahrzehnten eine unverhältnismäßig starke Entwicklung erfahren. Mit *Ramón Montoya*, der als erster Techniken der klassischen Gitarre in die Flamenco-Gitarre integrierte, begann der große Schritt vom reinen Begleit- zum Soloinstrument. Heute füllt die Sologitarre eines *Paco de Lucía* (beispielsweise im Teatro Real unter Anwesenheit von Königin Sofía) Konzertsäle. *Sabicas* ist weltberühmt, und es gibt junge Gitarristen, die diese Reihe großer Sologitarristen des Flamenco fortsetzen werden.

Nun gibt es allerdings auch junge Gitarristen, die sich bemühen, *Paco de Lucía* perfekt nachzuahmen und die gleich Solisten sein wollen, ohne sich jedoch darüber im klaren zu sein, daß einerseits eine Imitation immer eine solche bleiben wird und es besser ist, eine weniger schwierige Kreation zu vollbringen als jemand anderen nachzuahmen, und andererseits daß der lange und schwierige Weg zum Sologitarristen über Jahre des Begleitens von Cante und/oder Baile führen muß. Nur auf dieser Basis kann der Solist sein Können langsam weiterentwickeln. Eine profunde Kenntnis des Flamenco ist in allen Feinheiten notwendig, um mit der Gitarre allein seine ganze Tiefe und Vielfalt ausdrücken zu können. Vor allem der Cante muß genau gekannt und verstanden werden, denn letztlich ist die Sologitarre eine Umsetzung des Cante, der der Ursprung allen Flamencos ist. Ohne Zweifel ist der Flamenco durch die Entwicklung des Toque sehr bereichert worden; durch die Umsetzung des Cante in Gitarrenspiel ist eine wundervolle Musik entstanden. Aber die Technik sollte nie Selbstzweck sein, denn der Flamenco ist „Sprache des Herzens". Nichts spricht jedoch dagegen, daß begabte Musiker nach immer neuen Ausdrucksmöglichkeiten suchen und ihr Spiel perfektionieren. Wer das gewisse Etwas besitzt, das viele Namen hat – Duende, Alma (Seele), Corazón (Herz) usw., wird es erreichen, wenn er anfängt zu spielen und auch auf der höchsten Stufe seiner Entwicklung bewahren. Ein guter Flamenco-Gitarrist wird seine Virtuosität nicht ständig demonstrieren, sondern sie dosiert an den richtigen Stellen einsetzen – ebenso wie ein Bailaor dies tun wird.

Auch dieser wird nicht pausenlos komplizierte Schrittkombinationen vorführen, sondern diese nur an den entsprechenden Stellen, den Remates, Cierres und Llamadas und in den Escobillas anwenden, immer darauf bedacht, daß sie einen „sentido" (Sinn) haben, denn sonst sind sie wertlos und reine Show. Dasselbe gilt für komplizierte Falsetas oder rasend schnelle „picados" (bestimmte Technik des Zupfens der Saiten mit zwei Fingern). Im Flamenco muß alles seinen Sinn haben, Virtuosität um ihrer selbst willen ist vollkommen fehl am Platz (dies gilt durchaus auch für andere Künste).

Ramón Montoya und *Niño Ricardo* haben der Flamenco-Gitarre ihren Weg zum Soloinstrument bereitet. Es wurden Techniken aus der klassischen Gitarre in den Flamenco integriert (z.B. Tremolo und Arpeggio), und die musikalischen Möglichkeiten wurden und werden immer größer. Während früher ein Flamenco-Gitarrist nur sehr wenige Akkorde kannte, wird heute in einer Vielzahl von Tonarten mit unterschiedlichen Harmonien gespielt, und die Gitarristen entdecken ständig neue Möglichkeiten, ihre Musik zu erweitern.

Die berühmtesten der Sologitarristen sind zweifelsohne *Paco de Lucía* und der seit langer Zeit in New York lebende *Sabicas*. Ein junger, sehr vielversprechender und in Kreisen Eingeweihter bereits sehr respektierter Gitarrist ist *Gerardo Nuñez* aus Jerez de la Frontera. Er zeichnet sich durch einen sehr persönlichen Stil, hohe Kreativität und überragende Technik aus, ohne jemals langweilig oder kalt zu spielen. Er stimmt mit *Paco de Lucía* darin überein, daß man durch die Gitarre „sprechen" muß. Seine erste Platte, „El Gallo Azul", sei jedem Gitarren- und Flamencoliebhaber empfohlen.

Müssen eigentlich diese Genies der Flamenco-Gitarre viel üben, um ihren Stand zu erreichen? Natürlich werden sie nicht mit ihrem Können geboren, aber Üben im Sinne von sturem Pauken ist es auch nicht – *Gerardo Nuñez* wird man beispielsweise zu fast jeder Tages- und Nachtzeit mit der Gitarre in der Hand antreffen, dies ist für ihn eine innere Notwendigkeit, man könnte fast sagen, er spricht, lacht, weint – ja lebt beinahe durch sie. *Niño Ricardo* soll einmal gesagt haben: „Ohne meine Gitarre stürbe ich."

Sabicas antwortete in einem Interview auf eine Frage: „Der Flamenco-Künstler lernt in den Juergas." Hierin sind sich alle einig, die Juerga, in der sich die Künstler untereinander maßen, voneinander lernten und den lebendigen Flamenco in sich aufnahmen, war und wäre von großer Wichtigkeit, denn nur dort – oder fast nur dort – kann man den unnachahmlichen „sabor" des Flamencos in sich aufnehmen. Genauso wie man eine Sprache erst in ihrem Land richtig erlernen kann, mit allen Feinheiten, nie jedoch in einem Sprachlabor und auch nicht in einer noch so guten Klasse, in der man doch immer nur eine theoretische

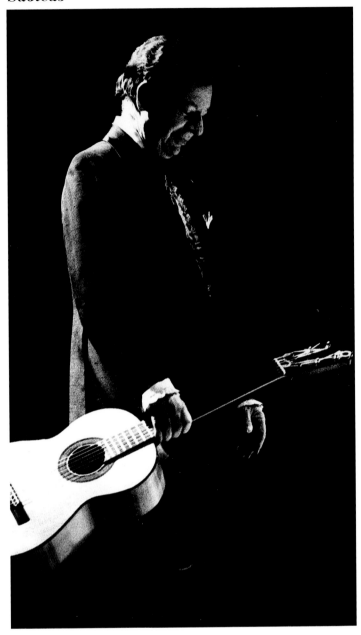

Qualität und mangelnde Ernsthaftigkeit aufweist, gepaart mit „guasa" (Gemeinheiten, jemanden 'hochnehmen'), daß sie nur noch gut sind, um für kurze Zeit Bühnenerfahrung zu sammeln. Es ist schwierig geworden, in ständigem direktem Kontakt mit dem Flamenco zu sein, aber wer wirklich interessiert ist und lernen will, wird auch heute noch Wege finden, sein Ziel zu erreichen. Es ist wichtig, so viel wie möglich zu hören, ist es nicht durch direkte Teilnahme an Juergas oder Fiestas möglich, so muß man sich auf Schallplatten und Konzerte beschränken. Aber Vorsicht! Das Material der heute und gestern herausragenden Gitarristen sollte angehört, nicht jedoch kopiert werden. Ein Flamenco-Gitarrist, der alles von *Paco de Lucía* haargenau nachspielen kann, aber nicht in der Lage ist, zu improvisieren und eigenes zu spielen, hat die Sache falsch verstanden.

Im Madrider „Candela", in dem sich die Flamencos treffen, um eine „copita" (Gläschen) zu trinken, finden die Juergas der heutigen Zeit statt. Nach 2.00 Uhr, wenn das Lokal für das öffentliche Publikum schließt, ziehen sich manchmal die anwesenden Flamencos in den Keller zurück und setzen dort in intimem Kreis Cante und Toque fort. Man wird vielleicht viele Abende in besonderer Erwartung hingehen, und es passiert nichts. Hat man Glück, und es sind zufällig *Paco de Lucía, Camarón, Enrique Morente* oder andere Berühmtheiten des Flamenco anwesend und in Stimmung, kann man eine dieser Nächte miterleben, über die danach jeder sprechen wird, und alle, die es verpaßt haben, sich ärgern. Nun kann allerdings nicht jeder an diesen Juergas teilnehmen, sind zu viele Uneingeweihte anwesend, wartet man, bis diese gegangen sind. Wer Glück hat, kann bei einer solchen Gelegenheit erleben, wie ausgezeichnet *Paco de Lucía* für Cante spielt, mit welcher Kenntnis des Cante und Sensibilität er sich selbst zurücknimmt, um dem Cante seine ganze Entfaltungsmöglichkeit zu geben. Das gleiche gilt für *Gerardo Nuñez* und viele andere gute Gitarristen. Es ist eine Grundvoraussetzung für jeden Flamenco-Gitarristen. Daher auch der uneingeschränkte Respekt, der beispielsweise *Paco de Lucía* entgegengebracht wird, auch von eingefleischten „Puristen", die mit Flamenco-Jazz (*Paco* mit seinem Sextett, oder mit *Aldimeola* und *McLaughlin*) nicht das geringste im Sinn haben, die aber um seine tiefe Kenntnis des Flamenco in seinen Wurzeln wissen.

Ein weiterer bekannter Gitarrist ist *Manolo Sanlúcar.* Er bezeichnet den Flamenco als „Baum mit vielen Zweigen", und einer dieser „Zweige" ist für ihn die Kombination von Flamenco-Gitarre und Kammerorchester, wie er es an der Cumbre 1987 präsentierte. Er sprach davon, dem Flamenco eine neue „Tür zu öffnen" – es ist sicher Geschmackssache, auf jeden Fall ist *Sanlúcar* ebenfalls ein Gitarrist mit fundierter Kenntnis seiner Kunst und auf der Suche nach neuen Wegen.

Basis erhält, genauso kann man zwar theoretische Kenntnisse in einer Gitarren- oder Tanzstunde erlernen, das Lebendige dieser Kunst erhält man jedoch nur in ständigem Zusammensein mit Menschen, die sich durch ihre Musik ausdrücken, sei sie professionell oder nicht. Hier ergibt sich nun das große Problem der heutigen Zeit: die Juerga stirbt mehr und mehr aus, der Lebensstil ist ein anderer geworden, die Flamencos sind nicht mehr jederzeit bereit, sich auf eine stunden- oder gar tagelange Fiesta einzulassen. Im Flamenco-Exil Madrid, in dem zwar viele Künstler leben und in dem es die meisten Schulen gibt, wird es schwierig sein, derartige Anlässe mitzuerleben. In Andalusien jedoch gibt es sie immer noch, vielleicht seltener, aber es gibt sie noch, die Juerga.

Eine weitere Schule für den Flamenco-Künstler war das Tablao, das allerdings heute weitgehend derart schlechte

In einer Anekdote aus früheren Zeiten wird berichtet: Irgendein Flamenco-Gitarrist soll einmal über ein Präludium von Bach improvisiert haben, das er wohl irgendwo auf dem Klavier gehört hatte, und fragte dann: „Von wem ist diese Musik?" „Von Bach", bekam er als Antwort und fragte erstaunt: „Wer ist Bach?" Bach hätte sicher nicht protestiert, aus Achtung vor dem angeborenen Sinn für Polyphonie, für Variationen und „sonidos negros", der den Flamenco-Gitarristen eigen ist. In dieser Hinsicht haben sich allerdings die Zeiten geändert, heute wissen die Flamenco-Gitarristen, wer Bach war und können zum Teil auch Noten lesen – sie beschäftigen sich mit Musik im allgemeinen, nicht nur mit dem Flamenco, und erweitern so ihr Spektrum.

Die Konkurrenz ist heutzutage groß, und es gibt sicher Gitarristen, die sich zu sehr um Technik kümmern und dabei die „jondura" auf der Strecke lassen und dabei außer Acht lassen, daß auch *Paco de Lucía* jeden Cante perfekt kennt und begleiten kann, und zwar auf wunderbare Art.

Ein Gitarrist aus Cádiz, der kürzlich nach Madrid kam, um Stunden zu nehmen, stellte einen gewaltigen Unterschied zwischen den beiden Metropolen des Flamenco fest: In Madrid sei das Niveau ungleich höher, allerdings fehle manchen „aire". „Tocar con aire, tocar flamenco" ist unerläßlich, ansonsten verliert das Spiel jeden Sinn. *Gerardo Nuñez* sagte einmal in einem Interview in einem Madrider Radiosender (einer der wenigen, die regelmäßig ein Programm über Flamenco senden): „Hombre, natürlich ist es wichtig, daß ein Flamenco-Gitarrist flamenco spielt!" Dies klingt vielleicht zunächst paradox (er selber mußte lachen), stimmt jedoch durchaus: flamenco als Adverb, nicht als Substantiv, war gemeint. Und er fügte, erklärend und ein bißchen das Wortspiel weiterausmalend, hinzu: „Denn es gibt durchaus Flamenco-Gitarristen, die nicht flamenco spielen, obwohl sie Flamenco spielen."

Der schon seit Jahrzehnten in New York lebende *Sabicas* ist einer der wenigen, die ganze Epochen beeinflussen und bestimmen, so wie *Niño Ricardo* und *Ramón Montoya* vor ihm und nach ihm *Paco de Lucía*. Dennoch ist es in Spanien schwierig, an seine Platten heranzukommen – vielleicht, weil er Spanien den Rücken gekehrt hat und man ihn ein bißchen vergessen hat, zumal er aufgrund seiner großen Angst vor dem Fliegen nur selten sein Heimatland aufsucht (die Angst vor Flugzeugen teilt er mit vielen Flamencos und vor allem Gitanos).

Für *Sabicas* gibt es heute vor allem eine große Gefahr für den Toque: Er sieht die heutige Situation zwar einerseits als erfreulich, da es viele junge und gute Gitarristen gibt, die sich andererseits zu sehr auf eine jeweilige Mode (heute zum Beispiel tangos und bulerías) konzentrieren. Man müsse alles spielen, von der Farruca bis zur Siguiriya – der Flamenco sei ein ungeheuer komplexes Gebiet, eine Welt für sich und sehr schwer zu verstehen. Er bemühe sich immer, in seinen Konzerten die ganze Breite des Flamenco darzubieten, aber dies sei heutzutage sehr schwierig.

Auch für ihn ist das nahe Aussterben der echten Juerga flamenca ein beklagenswerter Zustand, denn sie war früher die Schule des Flamenco-Künstlers. „Heute geht es nur darum, Geld zu machen. Mal sehn, ob ich schnell reich werden kann."

Als er noch ein Junge war, begleitete er einmal den damals sehr bekannten Sänger *Pepe Marchena*. Dieser war es, der *Sabicas* das erste mal zum Solo-spielen brachte: „Ich war noch sehr jung, in kurzen Hosen, und *Marchena* siezte mich, wie alle Leute. Das tat er, damit ihm die Leute nicht zu vertraulich kamen. Eines Tages, nachdem er gesungen hatte, ließ er mich allein auf der Bühne mit den Worten: 'Mein Freund *Sabicas* wird Ihnen jetzt 15 oder 20 Solos spielen. Spielen Sie, *Sabicas*, damit die Leute Sie hören.' Das machte er von da an immer. Ich spielte allein, und er kam wieder, nachdem er ein paar Gläser getrunken und sich entschieden hatte, weiterzusingen." Eine der ersten Schallplatten von *Sabicas*, die in den vierziger Jahren mit *Carmen Amaya* aufgenommen wurde und heute von dem, der sie besitzt, als Reliquie gehalten wird, wurde nur mit einem Mikrophon für alle (Carmens Füße, Sabicas Gitarre sowie die Palmeros) aufgenommen.

Ein anderes Mal, *Sabicas* war den kurzen Hosen noch nicht entwachsen, spielte er als Begleitung für Tanz und Gesang. Seine Falsetas entsprangen seiner Kreativität wie von selbst, und als ein Fandanguillo ihm besonders gut gelungen war, sagte er zum Impresario: „Mire, ich würde gern solo spielen." „Solo, Junge, klassisch?" „Nein, Flamenco." Er schaute ihn mit mitleidigem Gesicht an, sagte aber: „Está bien, spiel." Er spielte und sein Fandanguillo hatte einen Riesenerfolg. Er ging hinter die Bühne und der Impresario umarmte ihn, während draußen ein Tumult herrschte. „Geh raus" sagte er. Aber *Sabicas* war so überrascht, daß er an diesem Abend nicht mehr auf die Bühne wollte.

●

Guitarristas

Die ersten Flamenco-Gitarristen, deren Namen überliefert wurden, waren:

Francisco Murciano (1795 – 1848); *El Patino* (1830 – 1900) und *Antonio Perez* (1835 – 1900), sie alle erfüllten die traditionelle Aufgabe des Tocaor: den Cante zu begleiten. Als erster Sologitarrist wird *Paco el Barbero* (1840 – 1910) erwähnt, und der erste, der es mit der Sologitarre zu großer Bekanntheit brachte, war *Paco Lucena* (1855 – 1930). Ihm folgte *Javier Molina* (1868 – 1956).

1880 wurde *Ramón Montoya* geboren, ein großer Revolutionär der Flamenco-Konzertgitarre, der die klassischen Techniken wie Picado, Arpegio und Tremolo einführte, die mit verschiedenen Fingern ausgeführt werden (zwei oder drei, Zeige-, Ring- oder Mittelfinger), während in der traditionellen Flamenco-Technik fast alles mit dem „pulgar" (Daumen) gespielt wurde.

Der größte Tocaor im traditionellen Sinne (Begleitung) war *Manolo de Huelva*. Er wird als *Manuel Torre* der Gitarre bezeichnet, verfügte er doch über denselben Grad an Duende in seinem Spiel wie der große Cantaor in seinem Gesang, und ebenso wie dieser über eine große Portion an Exzentrik. Wie *Torre* war er fähig, hohe Angebote abzulehnen oder wortlos die Bühne oder die Juerga zu verlassen, paßte ihm das Publikum nicht oder hatte er das Gefühl, man verstünde sein Spiel nicht. Auch weigerte er sich oft, vor anderen Gitarristen zu spielen, er hütete seinen Toque mit Eifersucht. Die wenigen, die ihn hörten, sprachen in Superlativen, beispielsweise *Melchor de Marchena*, der selbst einer der besten Gitarristen war, und *Andrés Segovia*.

Auch *Perico el del Lunar* war einer der Tocaores des alten Stils, die es vorzogen, den Cante zu begleiten, ohne sich zu sehr auf die komplizierte Technik der Konzertgitarre einzulassen. Zu dieser Gattung der „Puristen" gehörte auch *Diego del Gastor*, vielgerühmt für die Tiefe und den Duende seines Spiels. Wie *Manolo de Huelva* verachtete er Ruhm und Geld und blieb sich und seinem Flamenco treu, der nicht in einen kommerziellen Rahmen paßte. Er weigerte sich sein Leben lang, sich den Bedingungen des kommer-

ziellen Flamencos zu beugen und soll sogar abgesagt haben, als *Antonio Chacón* ihn bat, für ihn zu spielen – weil ihm dessen Falsettstimme nicht paßte. Heute spielt sein Neffe und Schüler, *Paco del Gastor*, einen ähnlichen, wenn auch mehr von Modernismen durchsetzten Stil.

Diego del Gastor, *Manolo de Huelva*, *Perico el del Lunar*, sie waren die Großen der traditionellen Flamenco-Gitarre, und natürlich *Melchor de Marchena*. Über ihn sagte einmal *Caracol*: „Wenn ein Cantaor in der Lage ist, gut zu singen, so wird er dies tun, wenn *Melchor de Marchena* spielt!" Sein Spiel inspirierte die Cantaores wie das weniger Gitarristen. Für ihn war das Wichtigste, „aus der Seele zu spielen". Sein Toque war gekennzeichnet durch die im Flamenco so wichtige „Kunst des Weglassens", die bedeutungsvollen Momente der Tiefe und Spannung, in denen der Gitarrist im Spiel verharrt, die Stille, das „saber pararse" (stillstehen können) eines Bailaors oder das „apokalyptische Schweigen" eines Sängers. So auch der Toque Gitano: Nicht die Pausen mit Noten und noch mehr Noten füllen, nicht komplizierte Falseta an komplizierte Falseta reihen – wie in einem japanischen Garten, in dem ein Gewächs erst zur Geltung kommt, weil es allein steht, ist auch im Flamenco weniger mehr.

Melchor de Marchena war ein Gegner allen Ornamentalismus, sein Spiel war direkt, ohne Tremolos und „Italianismen". Dennoch verfügte er über eine gute Technik, die er jedoch nie um ihrer selbst willen demonstrierte. Auch er war von hoher Kreativität und besaß den „propio sello" (sehr persönlichen Stil), der jeden guten Künstler kennzeichnet, man hörte ihn unter vielen sofort heraus. Sein Sohn, *Enrique de Melchor*, gehört zu den heute erfolgreichsten Solo-Gitarristen.

Die berühmten Solo-Gitarristen der vergangenen Generation waren *Niño Ricardo*, *Ramón Montoya*, *Sabicas*, *Mario Escudero*, der wie *Sabicas* in Amerika lebt.

Die wichtigsten Gitarristen der heutigen Generation sind *Paco de Lucía*, *Gerardo Nuñez*, *Tomatito*, *Pepe*, *Luis*, *Juan „Habichuela"*, *Rafael Riqueni*, *Manolo Franco*, *Manolo Sanlúcar*, *José Manuel Canizares*, *Enrique de Melchor*.

Ebenfalls sehr gute Gitarristen sind: *El Bola*, *Mario Cortés* (der außerdem ein hervorragender Lehrer ist), *Juan Maya „Marote"*, *Luis Pastor*, *Pedro Sierra*, *Diego Losada*, *Vicente Amigo*, *Felipe Maya* und andere.

Und *Jerónimo Maya*, „Niño Jero", zehnjähriger Sohn des Gitarristen *Felipe Maya*, der bereits in seinem 7. Lebensjahr ein Phänomen war. Kaum zu glauben, wie diese kleinen Hände derartige Musik aus der viel zu großen Gitarre zaubern können! *Sabicas* spielte einmal, als

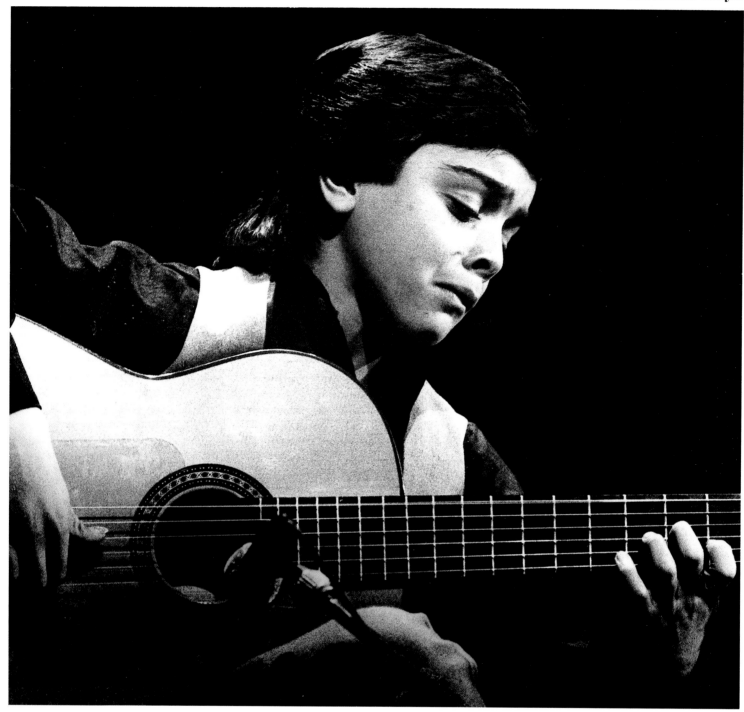

Jerónimo 8 Jahre alt war, mit ihm zusammen und war so begeistert, daß er seine Rückreise nach USA um einige Tage verschob, nur um noch ein bißchen mit *Jerónimo* zu spielen. Ein schwieriges Los hat natürlich ein solches Wunderkind – morgens Schule (im Gegensatz zu manchen Gitanos achten *Jerós* Eltern auf eine gute Schulbildung), mittags Gitarrenstunde, nachmittags Schule und Unterricht in klassischer Gitarre am Konservatorium, dazu Hausaufgaben, Üben, Schlafen.

Zeit zum Spielen bleibt da wenig, zudem muß er, wie jeder Gitarrist, ständig besorgt sein, daß seine Nägel nicht abbrechen.

Trotz allem erscheint er als ein ganz normales Kind, allerdings von besonderer Sensibilität. Das Geheimnis ist vielleicht, daß er gern tut, was ihm dieser harte Tagesablauf auferlegt, er vergöttert seinen Vater und hört auf jeden Ratschlag, den dieser ihm gibt (beide treten auch häufig gemeinsam auf, wobei der Vater den Sohn begleitet, der um vieles besser spielt). Wenn er stark genug ist, wird er sicher einer der wegweisenden Gitarristen der Zukunft.

●

Guitarristas

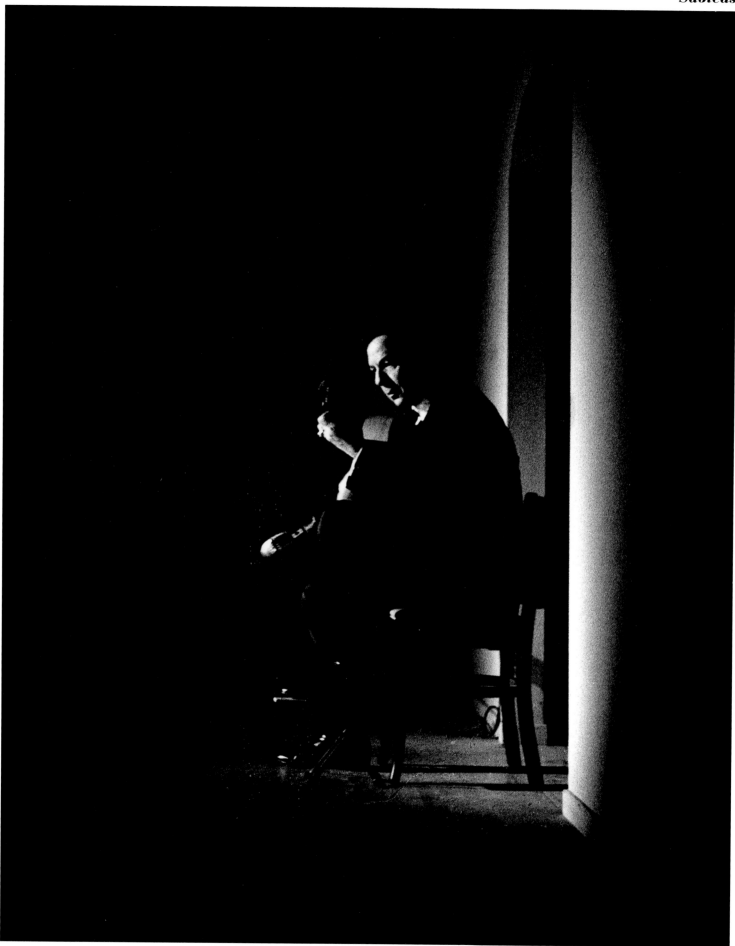

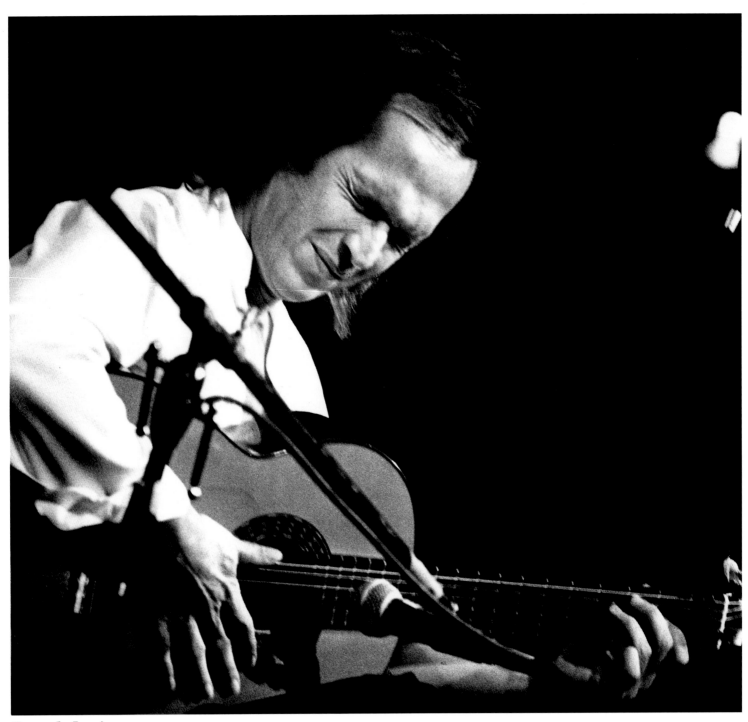

Paco de Lucia

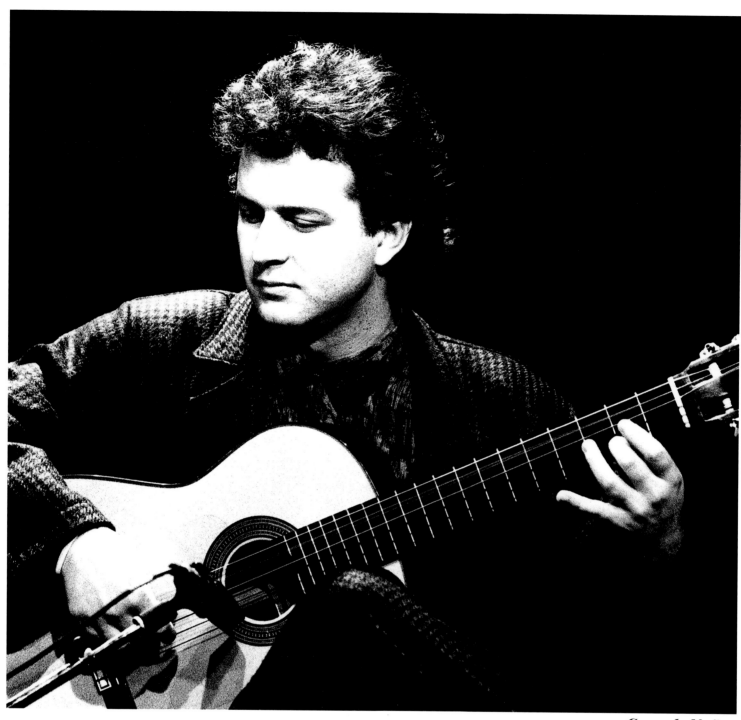

Gerardo Nuñez

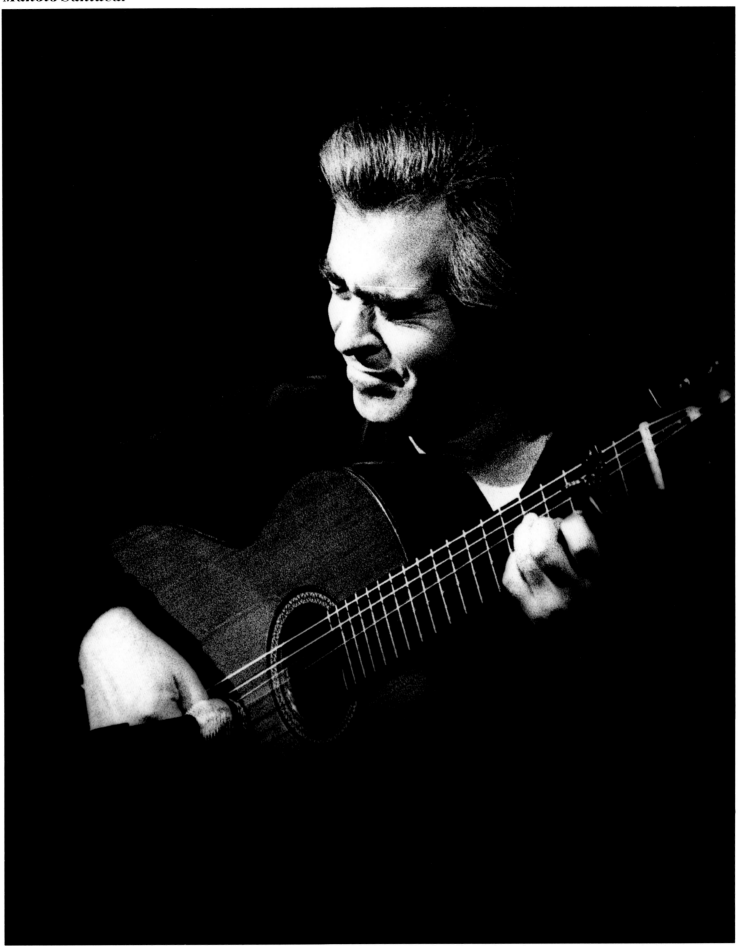

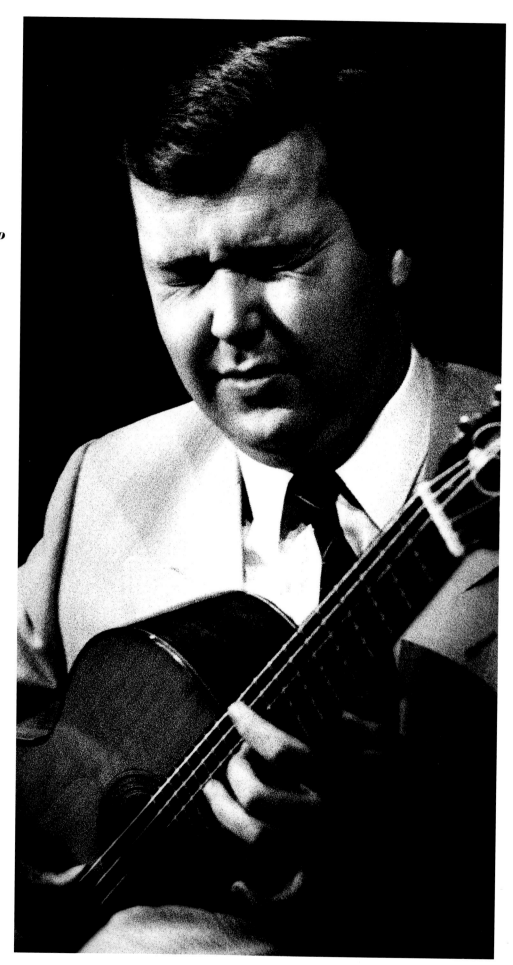

Manolo Franco

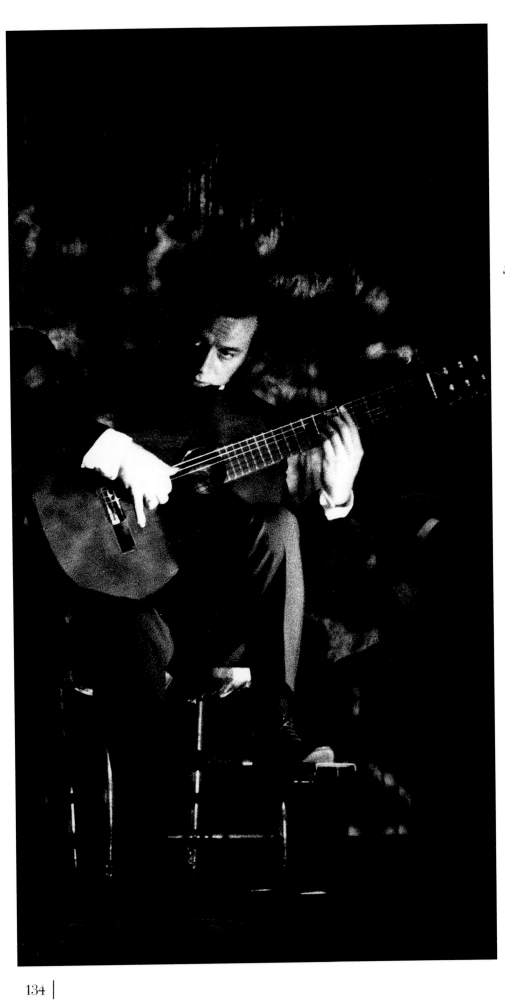

Serranito

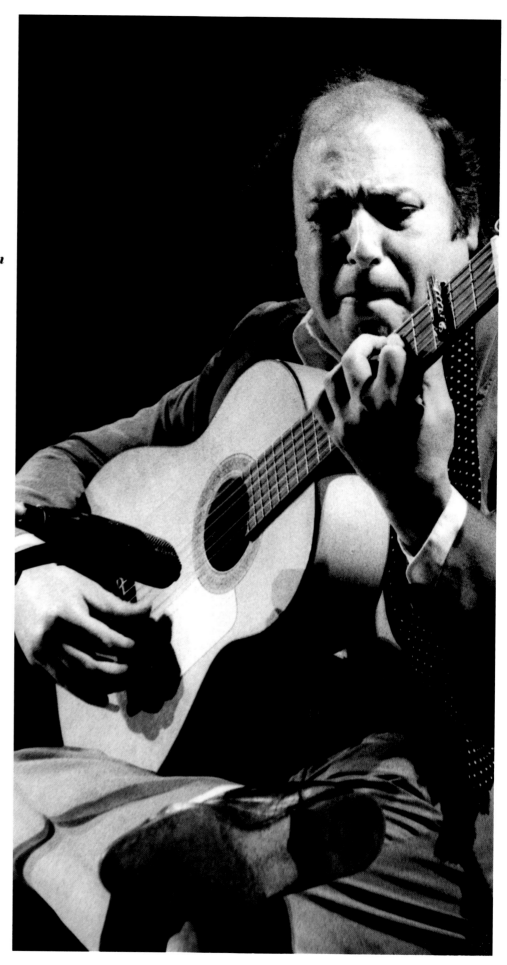

Pedro Bacán

Mario Escudero

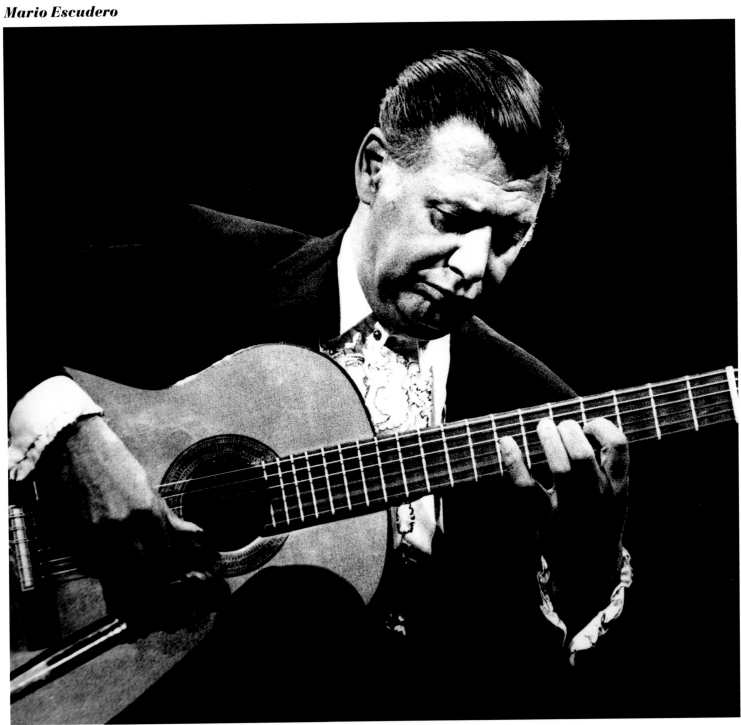

Tomatito

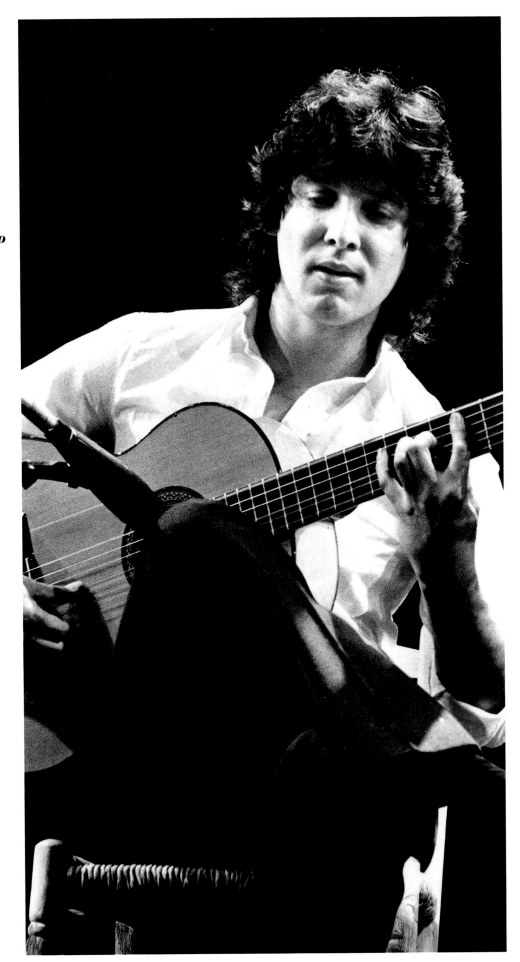

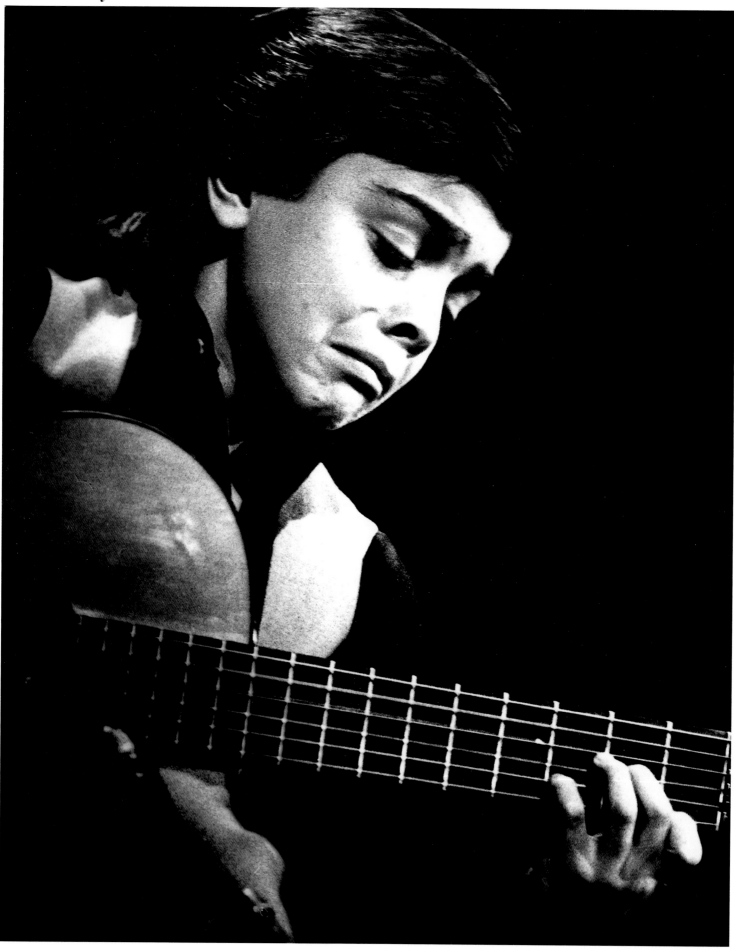

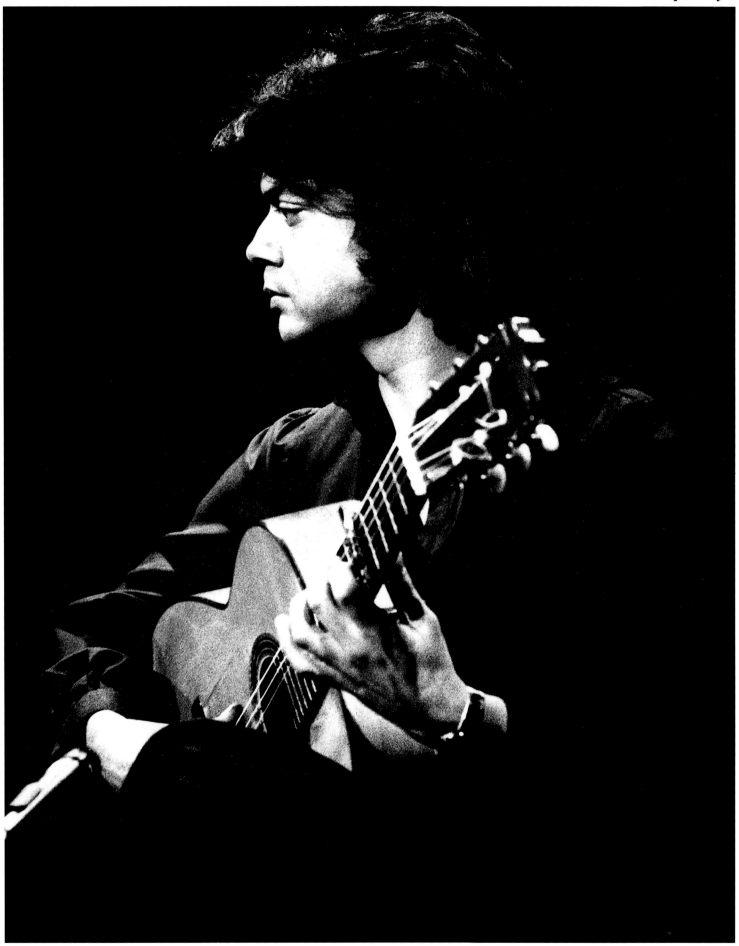

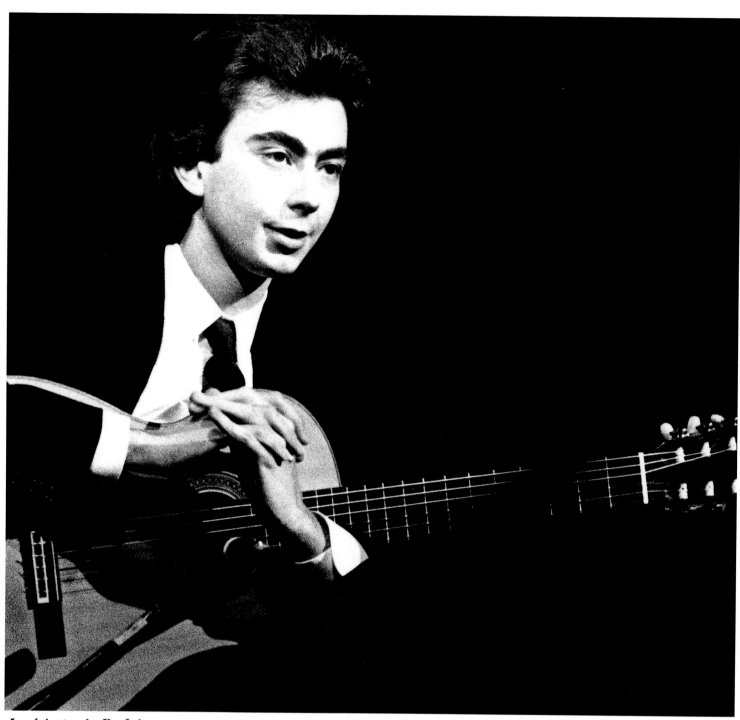

José Antonio Rodriguez

Paco Cepero

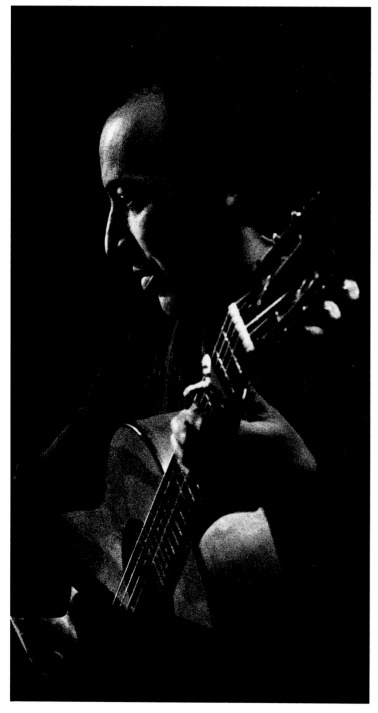

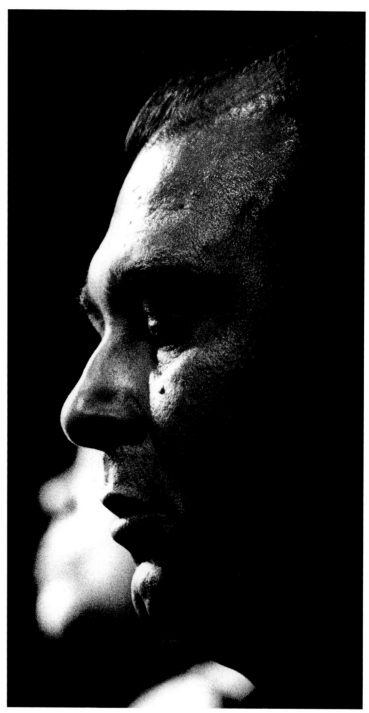

Paco del Gastor

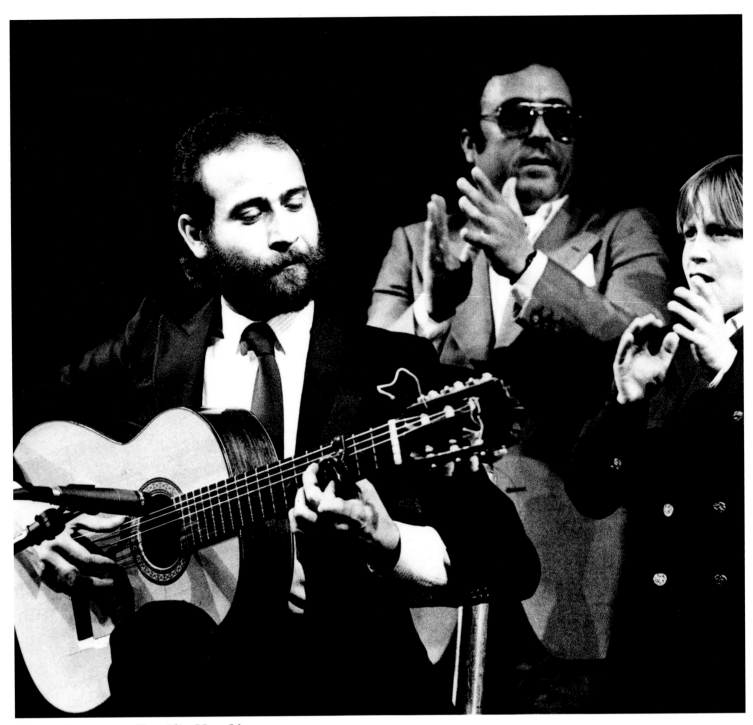

Diego Carrasco, Familie Mendéz,
Cumbre Flamenca 1986

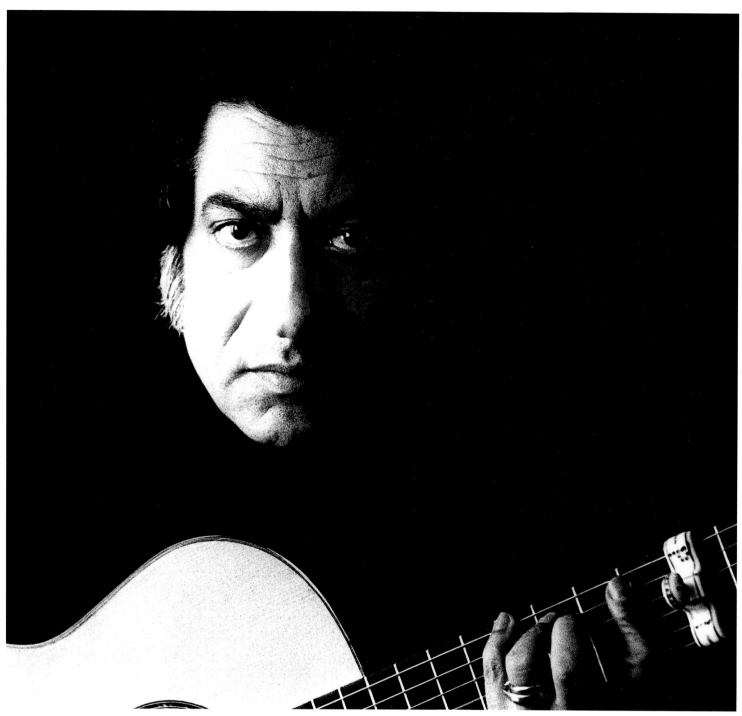

Juan Maya – Marote

Grupos

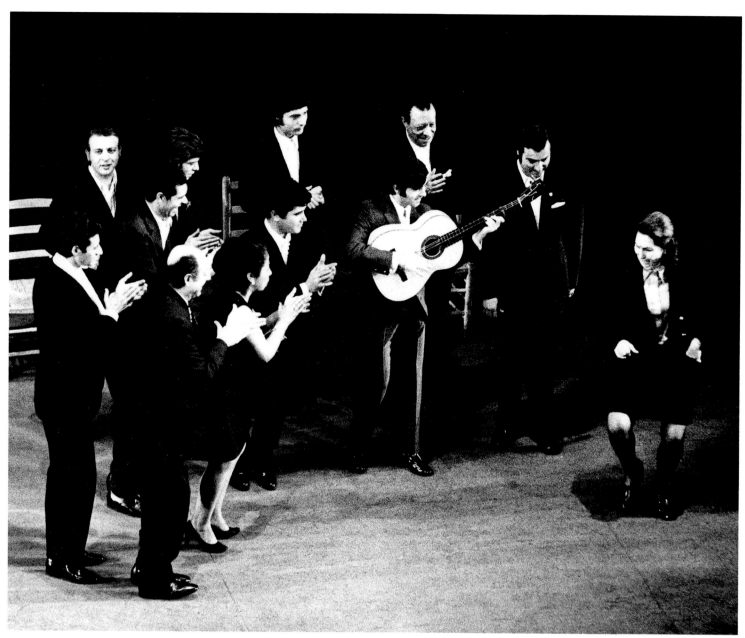

Festival für Juan Talegas
Tänzerin Pilar Lopez

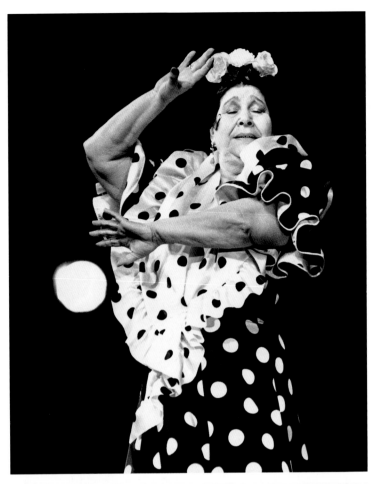
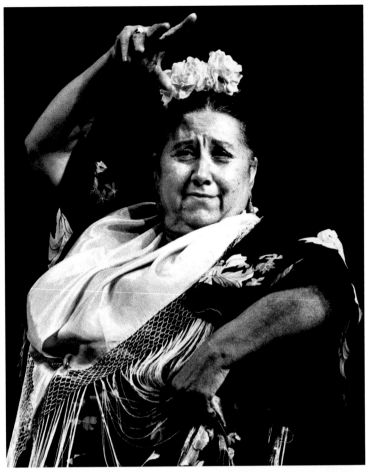
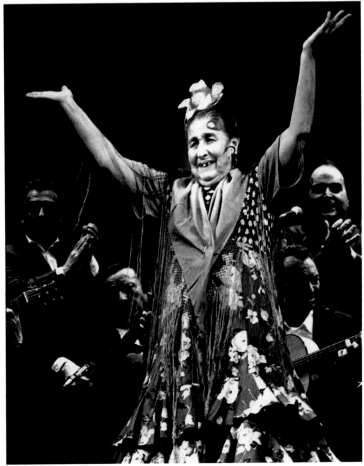
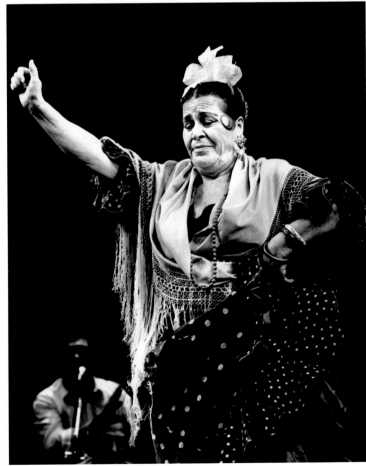

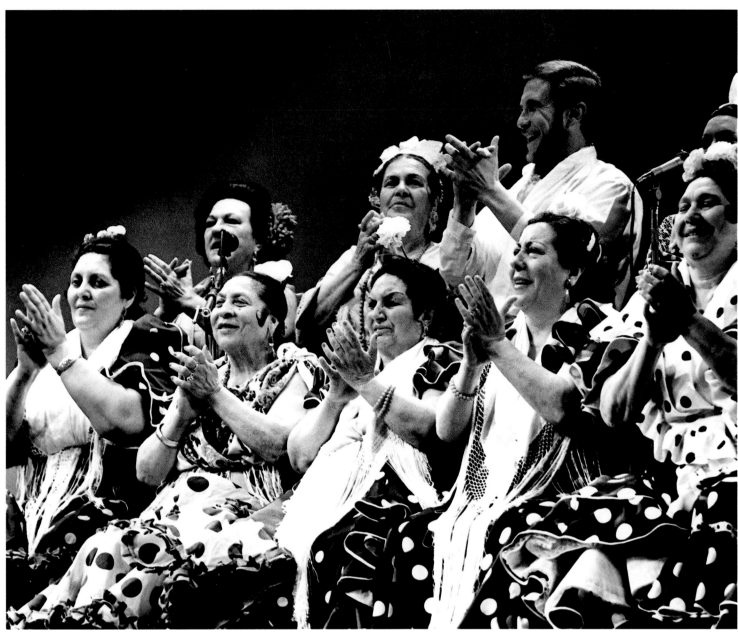

Cumbre Flamenca 1986, Madrid
Solera Viva
Die Gruppe „Zambra del Sacromonte", Granada

Cumbre Flamenca 1986, Madrid
Solera Viva
Mitglieder der Gruppen:
„Zambra del Sacromonte, Granada
„Triana Pura", Triana

Cumbre Flamenca 1986, Madrid
Solera Viva
Mitglieder der Gruppen:
„Zambra del Sacromonte", Granada
„Triana Pura", Triana

La Lili

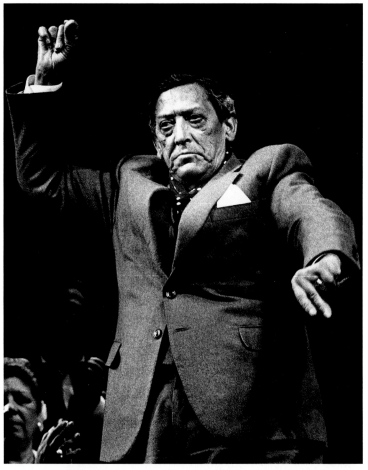

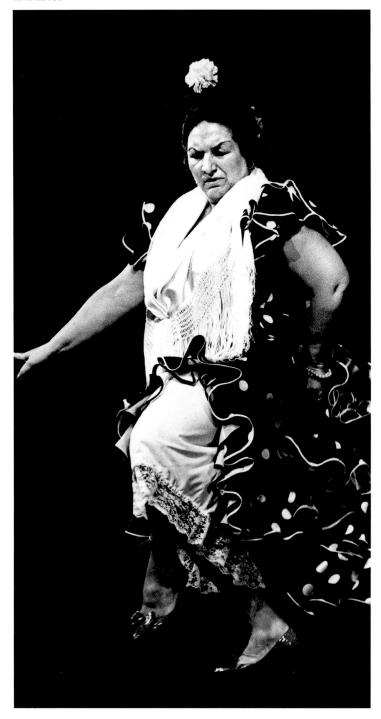

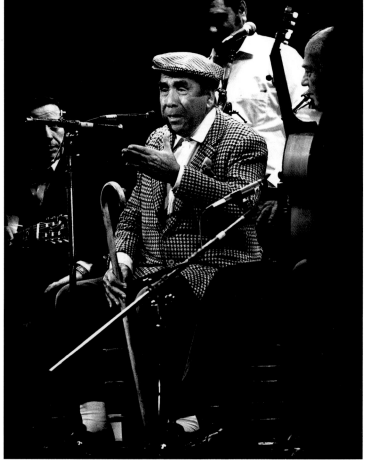

Cumbre Flamenca 1986, Madrid
Solera Viva
Gruppe: „Zambra del Sacromonte", Granada

Pepa la de Marote

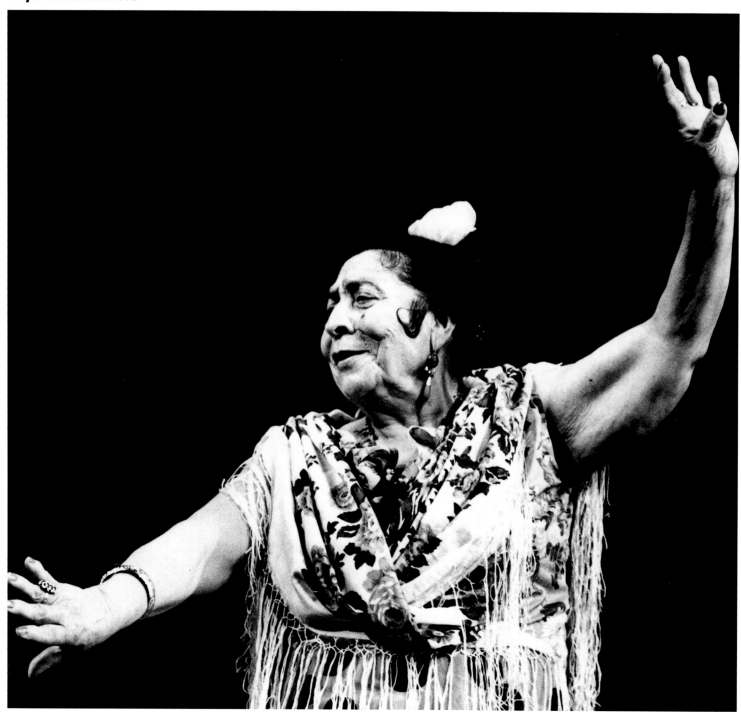

Cumbre Flamenca 1986, Madrid
Solera Viva

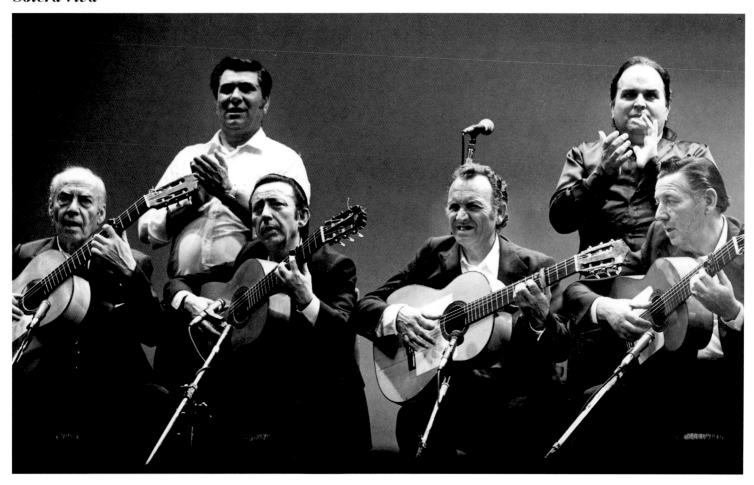

Die Gitarristen der Gruppen:
„Zambra del Sacromonte", Granada *„Triana Pura", Triana*
Pepe Amaya *Manolo Brenes*
Chispitas *Gutiérres el Viejo*

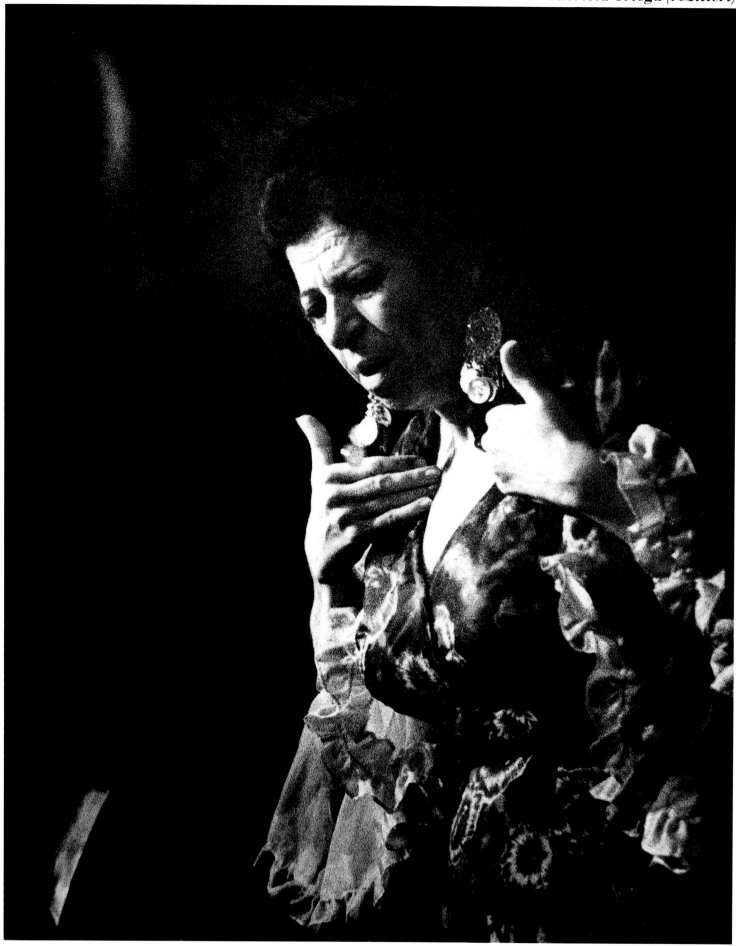

Glossar

A palo seco	ohne Begleitung
Aficionado	Liebhaber und Kenner des Flamenco
Aguardiente	starker Schnaps
Aire	bestimmter, typischer Klang
Alboreá	Hochzeitsgesang und -tanz der Gitanos
Alegría	eine der Flamenco-Gattungen
Alma	Seele
Andaluz	andalusisch
Antiguo	alt, traditionell
Arpegio	bestimmte Technik beim Gitarrespielen
Arte	Kunst; im Flamenco als angeborene Haltung, Eleganz und Originalität verwendet (hohes Kompliment)
Bailaor	Flamenco-Tänzer
Bailarín	klassischer Tänzer
Baile	Flamenco-Tanz (danza – klassischer Tanz)
Banderillas	beim Stierkampf verwendete geschmückte Stöcke
Boda	Hochzeit
Bulería	eine Gattung
Bulería por Soleá	Bulería, die langsamer ist und zur Soleá tendiert
Burlería	Scherzen
Café cantante	Flamenco-Lokal des 19. Jahrhunderts
Caída	eine Art Kadenz
Caja, cajón	ursprünglich kubanisches Perkussionsinstrument
Caló	Sprache der Gitanos
Cambio	Wechsel
Cambio 16	eine spanische Zeitschrift
Camelamos naquerar	caló: Wir wollen sprechen
Candela	Madrider Flamenco-Bar
Caños de la Meca	Felsküste bei Cádiz
Cantaor	Flamenco-Sänger (cantante – sonstiger Sänger)

Cante	Flamenco-Gesang
Cante festero	festlicher Gesang (bulerías, tangos etc.)
Cante jondo oder grande	tiefinnerer, auch großer Cante
Cante libre	Gesang ohne festen Compás
Cantes de ida y vuelta	südamerikanisch beeinflußte Cantes
Cantes mineros	Grubenarbeitergesänge vor allem aus Almería
Cantes p'alante	auch Cantes pa'escuchar – zum Hören
Cantes p'atrás	Cante als Begleitung zum Tanz
Canticae gaditanae	lateinisch: Gesänge aus Gades (Cádiz)
Cantiña	eine Gattung, der Alegría verwandt
Capote	großes Tuch, im ersten Teil des Stierkampfes verwendet
Caracoles	der Alegría verwandte Gattung
Caracolismo	nach Manolo Caracol – Denkweise, seine Thesen vertretend
Carcelera	Toná, deren Texte von Gefängnissen handeln
Castillano	Spanier
Chabolas	Bretter- oder Wellblechbehausungen in Vorstadtslums
Cierre	Abschluß
Cojones	gleichzusetzen mit dem amerikanischen „guts", wird gebraucht als Bezeichnung für Mut, Kraft
Colombiana	ein Cante mit südamerikanischem Einfluß.
Compás	Takt
Condenao	andalusische Aussprache von condenado – verdammt
Contratiempo	Gegenrhythmus
Copita	„Gläschen"
Copla	Liedertext
Corazón	Herz
Corrida de toros	Stierkampf
Corte	Einschnitt (unterbricht eine musikalische oder choreographische Sequenz)
Corte Inglés	Name einer span. Warenhauskette
Corto	kurz; Cantaor corto: ein Sänger, der nur auf bestimmte Cantes spezialisiert ist, im Gegensatz zu largo – der eine breite Kenntnis aller Cantes besitzt
Cuadra de Sevilla	andalusische Theatergruppe
Cuadro	Ensemble eines Tablaos
Cumbre Flamenca	alljährliche Flamenco-Veranstaltung in Madrid
Debla	eine Art Toná
Deblica bare	Caló für „große Göttin"

Dios	Gott	Jota	ein Volkstanz
Don	Anrede, Titel, etwa dem englischen Sir vergleichbar	Judería	jüdisches Stadtviertel
Ducas	caló für Schmerz	Juerga	Flamenco-Zusammenkunft
Duende	dem arabischen tarab vergleichbarer Zustand geheimnisvoller Inspiration und intensivster Kommunikation mit dem Publikum	Largo	siehe corto
		Letra	Text eines Cante
		Liviana	eine Gattung
		Llamada	Ankündigung einer neuen Sequenz
Eco	eco gitano – typischer Klang des Cante gitano	Llave de Oro del Cante	Goldener Schlüssel des Cante
Edad de Oro	Goldenes Zeitalter (1860 – 1910)	Loco	verrückt
Entrada	Art Einleitung von Cante oder Baile	Macandé	caló für verrückt
Escobilla	Abschnitt im Tanz, der der Fußarbeit gewidmet ist	Mairenismo	Denkweise, die die Richtung von *Antonio Mairena* vertritt (vgl. Caracolismo)
Está bien	o.k.; es ist gut	Malagueña	eine Gattung
Faena	Kombination von pases beim Stierkampf	Martinete	eine Gattung
Falseta	Gitarrensolo zwischen den Letras	Milonga	eine Gattung
Fandango	eine Gattung des Flamenco andaluz	Minero	Grubenarbeiter
Fandango de Huelva	auch Fandanguillo genannt, leichter, fröhlicher folkloristischer Gruppen- oder Einzeltanz	Mirabrás	eine Gattung
		Mire!	Schauen Sie!
		Moño	Knoten im Haar
Fandango grande	zum Cante intermedio zählender, nicht tanzbarer Cante	Morcilla	eine Art Blutwurst
Farruca	eine Gattung	Niño	Kind, Sohn, Junge
Fiesta	Fest, Flamenco-Fest	Niño prodigio	Wunderkind
Flamencología	Flamencoforschung	No dice ná	andalusisch für no dice nada: das sagt nichts aus, oft gebraucht für virtuose Technik ohne Sinn
Fragua	Schmiede		
Fragüero	Schmied		
Gades	lateinischer Name der Stadt Cádiz	No se puede aguantar	etwas ist so gut, daß es „kaum auszuhalten ist"
Galera	Galeere	Novia	Braut
Garbanzo	Kichererbse		
Gitanería	Stadtviertel, in dem Zigeuner wohnen	Opera Flamenca	kitschige Vermischung von Flamenco, Folklore, Oper und Operette
Gitano	Zigeuner	Operismo	Epoche der Opera Flamenca
Golpe	Schlag mit dem ganzen Fuß, Bestandteil der Technik des Zapateado (entweder Ferse, Spitze oder ganzer Fuß)	Palacio de Deportes	Sportpalast
Gracia	Anmut, Grazie	Palmas	Technik des rhythmischen Händeklatschens
Granaína	eine Gattung		
Grandeza	Größe	Palmero	Mitglied eines Cuadro, das Palmas macht
Guajira	eine Gattung	Palo	ein bestimmter Cante
Guasa	gemeiner Spaß, Hohn	Pase	Figur beim Stierkampf
Hijo	Sohn	Patio	Innenhof
Hombre!	Na klar!	Patria	Heimat
Hondo	kastilianisch für jondo – tief	Payo	Nicht-Zigeuner
		Petenera	eine Gattung
Jaleo	1. eine Gattung 2. aufmunternde Zurufe	Picado	Technik beim Gitarrenspiel
		Picador	Torero zu Pferd, der den Stier ansticht
Jondo	andalusische Aussprache von hondo	Plaza de toros	Stierkampfplatz
Jondura	Tiefe		

Policaña	Mischung aus Polo und Caña
Polo	eine Gattung
Potaje	Eintopf
PRD	Partido Racial Democratico, rassistische Partei
Pregón	Gebet, auch: Ware anpreisen
Primo	Cousin
Propio sello	„eigener Stempel", unverkennbarer Stil
Puellae gaditanae	lateinisch: Mädchen aus Gades (Cádiz)
Pulgar	Daumentechnik bei der Flamenco-Gitarre
Puñalá	Messerstich
Puro	rein, unverfälscht
Quejío	Klagelaut
Que quita el sentío	„Daß es einem die Sinne raubt", häufiger Ausdruck höchster Anerkennung für die Art zu spielen, zu tanzen oder zu singen
Rajo	rauhe, heisere Stimme
Rasgueado	Technik beim Toque
Remate	Abschluß eines Abschnitts
Respetar	respektieren
Romera	eine Gattung
Romperse	sich „durchbrechen", sich vergessen, über die eigenen Grenzen hinaus-wachsen, das Letzte aus sich herausholen
Rondeña	eine Gattung (derselbe Name besteht für zwei nicht identische Gattungen, die eine folkloristisch, heiter, die andere von melancholischer Färbung)
Roneo	Angeberei
Rumba	eine Gattung
Saber pararse	stillstehen können (Tanz)
Sabor	typischer Klang, vgl. aire
Saeta	eine Gattung, in der Karwoche gesungen
Salida	Einleitung
Sangre	Blut
Semana Santa	Karwoche
Sentido	Sinn, Bedeutung
Serrana	eine Gattung
Sevillanas	folkloristischer Paartanz, neuerdings zum Flamenco gezählt
Silencio	bestimmter Teil der Alegrías
Sincopáo	bestimmter Gegenrhythmus, dessen Akzente „in der Luft" liegen
Sobrino	Neffe
Soleá, Soleares	eine Gattung
Soleá por bulerías	etwas bewegtere Soleá
Sonidos negros	schwarze Töne
Taberna	Taverne
Tablao	Flamenco-Lokal
Tangos	eine Gattung
Tanguillos	eine Gattung
Tarab	arabisch: emotionaler Höhepunkt
Taranta, Taranto	eine Gattung
Temple	Einsingen beim Cante
Tercio	Abschnitt (Drittel) eines Cante
Tientos	eine Gattung
Tío	Onkel
Tocaor	Flamenco-Gitarrist
Tocar flamenco	klein geschrieben, bedeutet es, flamenco spielen, als Adverb verstanden
Toná	eine Gattung
Toque	Flamenco-Gitarrenspiel
Toreo	das Stierkämpfen
Torero	Stierkämpfer
Torre	Turm
Tremolo	bestimmte Technik des Toque
Venta	Lokal
Vino fino	Sherry-ähnlicher Weißwein
Vino tinto	Rotwein
Voz afillá	heisere Stimme
Voz de falsete	Falsettstimme
Voz fácil	helle, klare Stimme
Voz natural	kräftige Stimme, direkt aus der Lunge, aber mit Zuschüssen von „rajo"
Voz redonda	ähnlich wie die voz natural, jedoch ohne rajo
Yunque	Amboss
Zapateado	1. ein eher klassischer Tanz 2. Technik der rhythmischen, perkussionsartigen Fußarbeit
Zarzuela	der Operette ähnliches spanisches Singspiel

Biographische Notizen

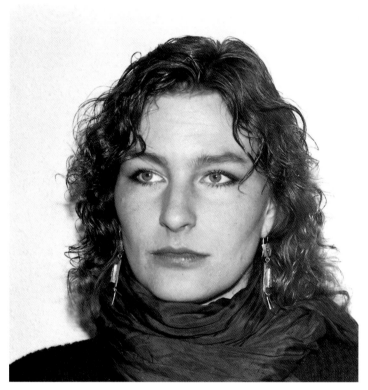

Foto: Jürgen Sieker

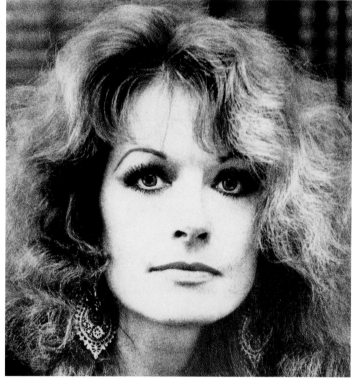

Anja Vollhardt

in Lüdenscheid geboren, aufgewachsen in Düsseldorf und Berlin. Studium der romanischen und amerikanischen Philologie in Berlin. Übersetzerin und Fremdsprachensekretärin in Zürich, Mitwirkung an einem Tanztheater (argentinischer Tango als Ausdrucksmittel, Afro-Jazz, Flamenco). Das starke Interesse am Flamenco bewog sie, nach Spanien zu übersiedeln; lebt seit 1985 in Madrid und beschäftigt sich mit dieser Kunst in all ihren Bereichen und erlernte selbst den Tanz.

Elke Stolzenberg

in Berlin geboren, aufgewachsen in Schorndorf bei Stuttgart. Ausbildung zur Fotografin. 7 Jahre Pressefotografin für „San Francisco Examiner" in USA. Dort Flamenco-Unterricht bei Ciro und Rosa Montoya. Übersiedlung nach Madrid, Spanien. Dort freiberuflich als Fotografin tätig für „National Enquirer" (USA), „Daily Express" (London), u.a. In Spanien Fotoausstellungen über Flamenco und Tanz. Lebt in Madrid und arbeitet freiberuflich als Fotografin, außerdem für das spanische Kultusministerium in der Abteilung „Flamenco". Seit ca. 1970 aktiv als Flamencotänzerin tätig. Auftritte in Europa, besonders in Spanien, Afrika und Südamerika.

Bibliographie

Almendros, Carlos: Todo lo básico sobre el flamenco, Barcelona 1973
Alvarez Caballero, Angel: Historia del Cante Flamenco, Madrid 1981

Blas Vega, José: Temas flamencos, Madrid 1973

Caba, Carlos y. Pedro: Andalucía, su comunismo y su cante jondo, Madrid 1933
Caballero Bonald, José Maria: Archivo del Cante Flamenco, Barcelona 1969
ders: Luces y sombras del Flamenco, Barcelona 1975
Camacho, Galindo: Los Payos tambien cantan Flamenco, Madrid 1977
Cansinos Assens, Rafael: La copla andaluza, Madrid 1976
Clébert, Jean-Paul: Los gitanos, Barcelona 1965
Cobo, Eugenio: Pasión y muerte de Gabriel Macandé, Madrid 1977

Falla, Manuel de: Escritos sobre música y músicas, Madrid 1972

García Lorca, Federico: Obras completas, Madrid 1973
García Ulecia, Alberto: Las confesiones de Antonio Mairena, Sevilla 1976
Gelardo, José und Belade, Francine: Sociedad y Cante Flamenco, Madrid 1985
Gobin, Alain: Le Flamenco, Paris 1975
Gonzales Climent, Anselmo: Antología de poesía flamenca, Madrid 1961
ders.: Flamencología, Madrid 1964
Grande, Felix: Memoria del Flamenco, 2 Vol., Madrid 1979

Heredia Maya, José: Camelamos naquerar, Granada 1976

Jung, Christof: Die Interpreten des Cante Flamenco, Mainz 1974
ders.: Flamenco-Lieder, Köln 1970

Larrea, Arcadio: El Flamenco en su raíz, Madrid 1974

Machado y Alvarez, Antonio (Demófilo): Colección de cantes flamencos, Madrid 1975
Mairena, Antonio: Las confesiones de Antonio Mairena, Sevilla 1976
Marin, Juan: Guitar Method, El arte flamenco, de la guitarra, London 1978
Matrona, Pepe el de la: Recuerdos de un cantaor sevillano, Madrid 1975
Molina, Ricardo: Misterios del arte flamenco, Barcelona 1967
ders.: Obra flamenca, Madrid 1977
Molina, Ricardo y Mairena, Antonio: Mundo y formas del cante flamenco, Granada/Sevilla 1971
Monleón, José: Lo que sabemos del flamenco, Madrid 1967

Ortiz Nuevo, José Luis: Las mil y una historias de Pericón de Cádiz, Madrid 1975
Pohren, Donn E.: El arte del flamenco, Morón de la Frontera 1979
ders.: The Art of Flamenco, London 1984
ders.: L'art flamenco, Sevilla 1962
ders.: Lives and Legends of Flamenco, Madrid 1988
ders.: A Way of Live, Madrid 1980

Quiñones, Fernando: El flamenco, vida y muerte, Barcelona 1972

Ramírez Heredia, Juan de Dios: Nosotros los gitanos, Barcelona 1972
ders.: Vida gitana, Barcelona 1973
Ríos Ruiz, Manuel: Introducción al cante flamenco, Madrid 1972
Rossy, Hipólito: Teoría del cante jondo, Barcelona 1966

Sanchez Ortega, María Helena: Documentación selecta sobre la situación de los gitanos españoles en el siglo XVIII, Madrid 1977
Schreiner, Claus (Hg.): Flamenco gitano-andaluz, Frankfurt am Main 1985
Starkie, Walter: Auf Zigeuner-Spuren, München 1957

Triana, Fernando el de: Arte y artistas flamencos, Madrid 1935